全国卫生职业教育实验实训规划教材

（供口腔医学、口腔医学技术、口腔护理等专业使用）

口腔综合技能训练

（第 2 版）

主编　孙小钧

U0240111

手机扫描注册
观看操作视频
一书一码

北京科学技术出版社

图书在版编目 (CIP) 数据

口腔综合技能训练 / 孙小钧主编. — 2 版. — 北京: 北京科学技术出版社, 2020.7

全国卫生职业教育实验实训规划教材

ISBN 978 - 7 - 5714 - 0946 - 3

Ⅰ. ①口… Ⅱ. ①孙… Ⅲ. ①口腔科学 – 高等职业教育 – 教材 Ⅳ. ①R78

中国版本图书馆 CIP 数据核字 (2020) 第 082850 号

口腔综合技能训练 (第 2 版)

主　　编: 孙小钧
策划编辑: 张露遥　曾小珍
责任编辑: 仲小春　周　珊
责任校对: 贾　荣
责任印制: 李　茗
封面设计: 天露霖文化
出 版 人: 曾庆宇
出版发行: 北京科学技术出版社
社　　址: 北京西直门南大街 16 号
邮政编码: 100035
电话传真: 0086 - 10 - 66135495 (总编室)
　　　　　0086 - 10 - 66113227 (发行部)　　0086 - 10 - 66161952 (发行部传真)
电子信箱: bjkj@ bjkjpress. com
网　　址: www. bkydw. cn
经　　销: 新华书店
印　　刷: 北京捷迅佳彩印刷有限公司
开　　本: 710mm × 1000mm　1/16
字　　数: 255 千字
印　　张: 13. 5
版　　次: 2020 年 7 月第 2 版
印　　次: 2020 年 7 月第 1 次印刷
ISBN 978 - 7 - 5714 - 0946 - 3

定　　价: 88. 00 元

教材评审委员会

孙小钧（山东力明科技职业学院）

孙华祥（聊城职业技术学院）

李占华（邢台医学高等专科学校）

李相中（安阳职业技术学院）

辛金红（深圳市坪山区康泰健职业培训学校）

张紫阳（新乡医学院三全学院）

郎庆玲（黑龙江省林业卫生学校）

屈玉明（山西卫生健康职业学院）

胡景团（河南护理职业学院）

袁甬萍（宁波卫生职业技术学院）

耿　磊（齐鲁医药学院）

郭兴华（潍坊护理职业学院）

郭积燕（北京卫生职业学院）

戴艳梅（天津市口腔医院）

视频审定专家（以姓氏笔画为序）

王　琳（北京大学口腔医院）

王　霄（北京大学第三医院）

王伟健（北京大学口腔医院）

牛光良（北京中医药大学附属中西医结合医院）

冯小东（首都医科大学附属北京同仁医院）

冯向辉（北京大学口腔医院）

冯培明（北京中医药大学附属中西医结合医院）

成鹏飞（中国中医科学院眼科医院）

刘　刚（北京中医药大学附属中西医结合医院）

刘建彰（北京大学口腔医院）

刘静明（首都医科大学附属北京口腔医院）

李靖桓（首都医科大学附属北京口腔医院）

杨海鸥（首都医科大学附属北京同仁医院）

张　楠（首都医科大学附属北京口腔医院）

陈志远（首都医科大学附属北京同仁医院）

郑树国（北京大学口腔医院）

胡菁颖（北京大学口腔医院）

祝　欣（北京大学口腔医院第二门诊部）

姚　娜（北京大学口腔医院第二门诊部）

熊伯刚（北京中医药大学附属中西医结合医院）

编者名单

主　编　孙小钧

副主编　滕　栋　张　钦　李　红

编　者　（以姓氏笔画为序）

刘运玲（山东力明科技职业学院）

衣　娟（黑龙江护理高等专科学校）

许立侠（山东医学高等专科学校）

孙小钧（山东力明科技职业学院）

李　红（山东医学高等专科学校）

李　泽（齐鲁医药学院）

李　敏（山东力明科技职业学院）

张　钦（齐鲁医药学院）

范思维（唐山职业技术学院）

孟　雅（唐山职业技术学院）

夏德薇（黑龙江护理高等专科学校）

滕　栋（济南市第四人民医院）

前言 / PREFACE

《口腔综合技能训练》第 1 版于 2017 年 8 月发行，在几年的使用中得到了广大读者的充分肯定，同时对本教材也提出了一些宝贵的意见。为进一步提高教材质量，我们根据教育部、国家卫生健康委的相关文件精神，结合我国卫生职业教育新的要求对本教材进行了修订。

本次修订在针对特定目标、特定对象的基础上，强调教材的基础知识、理论知识和实践技能，重点参考了《2019 口腔执业医师资格考试实践技能指导用书》，对大纲所列实践考核项目的内容逐一详细介绍，在第 1 版的基础上将实训内容归纳为 29 项，重点内容均录制了高清视频供学生观摩，以加强学生对操作内容的理解和掌握，以期帮助广大在校生提前熟悉实践技能考试的形式及模式，为日后通过执业医师考试打下良好基础。

本次修订还增加了操作的简易流程图，使操作过程更加清晰，同时还增加了"考点提示"环节，紧密结合执业医师考试要点，以提高本教材的实用性。

参与本教材编写的作者较第 1 版发生了一些变动，对一些章节的内容也进行了相应的调整。在此，谨向第 1 版教材编写的作者以及各参编单位的大力支持表示最衷心的感谢，特别感谢视频录制和编辑团队的不辞劳苦。由于编写时间仓促，缺点和错误在所难免，恳请同行不吝赐教，以期改进。

编　者

2020 年 2 月

目录／CONTENTS

实训一

六步洗手法

◆ **病例导入**

患者，男性，25岁。左下后牙肿胀疼痛1周。临床检查及辅助检查前医生无菌操作。

◆ **知识要点**

无菌操作是口腔操作中避免手术伤口感染的一种预防措施。口腔颌面部存在的腔窦是细菌寄生和繁殖的"温床"，术后发生感染的机会较多，故口腔操作中必须严格遵循无菌操作原则，进行彻底的消毒和灭菌，以防术后感染和交叉感染，保证手术效果，减少并发症的发生。医护人员在治疗前应首先洗手以切断通过手传播感染的途径。

◆ **技术操作**

一、学习要点

清除手部皮肤污垢、皮屑和大部分暂住菌，切断通过手传播感染的途径。

二、操作规程

（一）简易流程

六步洗手法

（二）分步流程

◣ 操作前评估

◆ 　了解手部污染程度。

◆ 　了解操作范围、目的。

◆ 　了解手部皮肤及指甲情况。

◣ 操作前准备

医师准备

衣帽整洁、修剪指甲，取下手表等饰物，卷袖过肘。

物品准备

流动水洗手设施、洗手液（或肥皂）、干燥的无菌毛巾。

◣ 操作方法

准备

非手触式打开水龙头，调节合适水流。

湿手

在流动水下，使双手充分淋湿。

涂剂

非手触式关上水龙头，用手背按压取适量洗手液，均匀涂抹至整个手掌、手背、手指和指缝。

洗手

按六步洗手法认真揉搓，每步至少 15 秒，揉搓步骤如下。

◆ 　手掌。双手掌心相对，手指并拢相互揉搓（图 1–1）。

◆ 　背侧指缝。手心对手背沿指缝相互揉搓，交换进行（图 1–2）。

◆ 　掌侧指缝。掌心相对，双手交叉沿指缝相互揉搓（图 1–3）。

◆ 关节。弯曲手指使关节在另一手掌心旋转揉搓，交换进行（图1-4）。

◆ 拇指。一手握另一手拇指旋转揉搓，交换进行（图1-5）。

◆ 指尖。五指指尖并拢，在另一手掌心旋转揉搓，交换进行（图1-6）。

图1-1　洗手掌

图1-2　洗背侧指缝

图1-3　洗掌侧指缝

图1-4　洗关节

图1-5　洗拇指

图1-6　洗指尖

冲净

非手触式打开水龙头，在流动水下彻底冲洗双手，冲洗时双手不可下垂，防止水从指尖处流下（图1-7）。

图 1-7　正确的冲净方式

| 干手 |

非手触式关闭水龙头，取无菌毛巾擦干。擦手时毛巾不应先全部打开，应一面一面打开擦，手背擦干时应从指尖到手腕方向擦拭。

三、注意事项

（1）洗手前应摘掉戒指等饰物，修剪指甲，并去除指甲下的污垢。

（2）洗手方法正确，各个部位都要清洗到位，注意指尖、指缝、拇指和指关节等处。

（3）洗手液应均匀涂抹于手部。

◆ **知识链接**

----

　　1. 口腔执业医师实践技能考试第一站考试内容　无菌操作、口腔一般检查、特殊检查及职业素质。考试过程中注重考查考生无菌观念、爱伤意识、器械的正确使用和医患体位。本节六步洗手法是无菌操作项目的其中一项，为第一考站必考项目。注意考试时应穿工作服，着装整洁，戴帽子、口罩，准备好一次性口腔器械，调整椅位，再进行洗手。考试方法：两位学生现场操作并如实填写口腔检查表。

----

2. 评分标准（表1-1）

表1-1 六步洗手法评分标准

学生姓名		性别		年龄		班级	
练习项目	项目细化		权重分		评分		备注
六步 洗手法	除去饰品，剪指甲		0.2				
	六步洗手法洗手		0.6				
	流动水冲洗		0.2				
合计			1				

教师签名：_____

◆ **考点提示**

必要时增加对手腕的清洗（七步洗手法）。七步洗手法口诀：内、外、夹、弓、大、立、腕。洗手操作结束后双手呈拱手位。

◆ **思考题**

1. 以下不是洗手或手卫生消毒的原则的是（　　　）

　　A. 当手部有血液或其他体液等肉眼可见的污染时，应用皂液和流动水洗手

　　B. 手部没有可见污染时，宜使用速干手消毒剂，消毒双手代替洗手

　　C. 在下列情况下应先洗手，再进行手卫生消毒：接触患者的血液、体液、分泌物，以及被传染性致病微生物污染的物品后；直接为传染病患者进行检查、治疗、护理或处理传染病患者污物之后

　　D. 洗手前应摘掉戒指等饰物，指甲长者应修剪，并去除指甲下的污垢

　　E. 穿脱隔离衣前后，摘手套后

正确答案：D

答案解析：洗手前应摘掉戒指等饰物，指甲长者应修剪，并去除指甲下的污垢为洗手的方法与要求，不属于洗手与手卫生消毒的原则。

2. 以下哪项不是六步洗手法的注意事项（　　　）

　　A. 洗手前应摘掉戒指等饰物，指甲长者应修剪，并去除指甲下的污垢

　　B. 洗手方法正确，手的各个部位都要清洗到位，注意指尖、指缝、拇指和指关节等处

　　C. 当手部有血液或其他体液等肉眼可见的污染时，应用皂液和流动水洗手

D. 注意调节合适水温、水流，避免污染周围环境

E. 洗手液应均匀涂抹于手部

正确答案：C

答案解析：C 为洗手与手卫生消毒的原则。

实训二

戴无菌手套

◆ **病例导入**

患者，女性，25 岁。右下后牙肿胀疼痛 1 周，服用抗生素 3 天后症状消失，今来就诊。临床检查及辅助检查确诊右下第三磨牙近中阻生，需拔除。既往体健。拔牙前的无菌操作戴无菌手套。

◆ **知识要点**

戴无菌手套的目的是防止患者身上的微生物感染医务人员，同时防止医务人员自身的菌群传给患者并减少患者与患者之间的传播机会，进行医疗护理操作时，确保无菌效果。戴无菌手套是口腔各种操作的基本功之一，须牢固掌握。

◆ **技术操作**

一、学习要点

执行某些无菌操作或接触某些无菌物品时，须戴无菌手套，以保证操作的无菌性。

二、操作规程

（一）简易流程

戴无菌手套

（二）分步流程

◤ 评估

能够正确戴无菌手套，以保证操作的无菌性。

◤ 操作前准备

医师准备

衣帽整洁、仪表符合要求。

物品准备

无菌手套包、口罩、帽子、指甲刀、手术衣。

◤ 操作方法

准备

①修剪指甲，取下手表，洗手，戴口罩、帽子；②穿好无菌手术衣后，选取与自己手尺码一致的手套。

戴手套步骤

①用两手分别捏住两只手套的翻折部分（手套内面）取出手套。用右手捏住两只手套的翻折部分，使两只手套拇指相对，先用右手插入右手手套内（图2－1），注意勿触及手套外面；②将已戴好手套的右手指插入左手套的翻折部分（手套外面），帮助左手插入左手手套内（图2－2），已戴手套的右手不可触碰左手皮肤；③将手套翻折部翻回套压住手术衣袖口（图2－3）；④双手对合交叉调整手套位置。

图2－1　右手插入右手套内　　　图2－2　已戴好手套的右手指插入左手套的翻折部分

图2-3 将手套翻折部翻回套压住手术衣袖口

脱手套

一手捏住另一手套腕部外面，翻转脱下，再以脱下手套的手插入另一手套内，将其往下翻转脱下。

手套放置

将用过的手套放入医用垃圾袋内按医疗废物处理。

洗手

清洗双手。

三、注意事项

（1）未戴手套的手不可触及手套外面，只允许接触手套套口的翻折部分（手套内面），戴手套的手不能触及未戴手套的手及手套的内面。

（2）手套破裂或污染，应立即更换。

（3）脱手套时应翻转脱下，不可用力强拉手套边缘或手指部分，勿使手套外面（污染面）接触到皮肤。

（4）在手术开始前，双手应放于胸前，切勿任意下垂或高举。

◆ 知识链接

1. 口腔执业医师实践技能考试第一站 第一项考试内容包括洗手、戴手套、口腔黏膜消毒。考试过程中注重考查考生无菌观念、爱伤意识、器械的正确使用和医患体位。戴无菌手套是无菌操作项目的其中一项，为第一站必考项目。考试方法：学生自主戴无菌手套。

2. 评分标准（表2-1）

表2-1 戴无菌手套评分标准

学生姓名		性别		年龄		班级	
练习项目	项目细化		权重分		评分		备注
戴无菌手套	操作准备		0.2				
	操作过程		0.6				
	质量评估		0.2				
合计			1				

教师签名：_____

◆ **考点提示**

在第二只手戴手套的过程中，第一只手的拇指不能碰到手套的内面，否则，戴手套步骤无分数。

◆ **思 考 题**

1. 有关使用无菌手套的叙述，不正确的是（　　）

A. 戴无菌手套时，应先将手洗净擦干

B. 戴手套前应核对手套外号码和灭菌日期

C. 手套有污迹，应先用自来水冲净，再脱下浸泡

D. 手套戴好后，两手置于腰以上、视线范围以内区域

E. 脱手套时，将手套口翻转脱下

正确答案：C

答案解析：手套破裂或污染，应立即更换。

2. 关于戴手套，描述错误的是（　　）

A. 实施各种无菌技术操作及接触患者破损皮肤、黏膜时应戴一次性清洁手套

B. 接触传染病患者、终末消毒处理医疗垃圾及处理患者呕吐物排泄物时应戴一次性清洁手套

C. 诊疗护理不同患者之间可以不更换手套

D. 操作时发现手套破损，应及时更换

E. 未戴手套的手不可触及手套外侧，只可接触手套套口的翻折部分

正确答案：C

答案解析：诊疗护理不同患者之间必须更换手套。

实训三

口腔黏膜消毒

◆ **病例导入**

患者，女性，35 岁。左颊部有一个小肿物需门诊手术切除，既往体健。手术前的口腔黏膜消毒。

◆ **知识要点**

无菌操作是外科手术中避免手术伤口感染的一种预防措施。口腔颌面部由于其特殊的解剖结构，术后发生感染的机会较多，因此，口腔颌面外科手术必须严格遵循无菌操作原则，进行彻底的消毒和灭菌，防止术后感染和交叉感染，保证手术效果，减少手术并发症的发生。

◆ **技术操作**

一、学习要点

拟做切口处及其周围口腔黏膜的消毒。

二、操作规程

（一）简易流程

口腔黏膜消毒

（二）分步流程

◤ 操作前评估

选择合适的消毒剂，根据创口感染与否选择合适的口腔黏膜消毒方法。

◤ 操作前准备

一次性口腔器械盒、棉签、1%碘酊、0.1%氯己定（洗必泰）、75%酒精、碘伏、0.1%苯扎溴铵（新洁尔灭）。

◤ 操作方法

▌非感染创口▐

嘱患者张口，术者左手持口镜牵开患者唇颊部或舌，暴露手术区域，首先用干棉球拭干术区（图3-1），然后用浸有消毒液（1%碘酊）的棉球擦拭术区（图3-2）。擦拭术区时，应由手术区中心部向四周涂擦（图3-3）。

图3-1 干棉球拭干术区

图3-2 用浸有消毒液的棉球擦拭术区

图3-3 非感染创口，由手术区中心部向四周涂擦

感染创口

嘱患者张口，术者左手持口镜牵开患者唇颊部或舌，暴露手术区域，自手术区外周向感染伤口处涂擦（图3-4）。

图3-4 感染创口，自手术区外周向感染伤口处涂擦

三、注意事项

（1）术区在使用消毒剂之前先用干棉球擦干。

（2）涂擦消毒剂方式应根据创口情况选择操作方法，不可胡乱涂抹。

（3）消毒剂不可蘸取过多，以防涂擦时在黏膜表面流淌。

（4）在进行口腔黏膜活组织检查时，不宜采用碘及其他有色药物消毒，以防造成组织染色，可以采用75%酒精。

（5）消毒时一般取2支消毒干棉签，用其中一支蘸取消毒液涂擦待消毒处，用另一支干棉签拭去多余的消毒液。

◆ **知识链接**

1. 口腔执业医师实践技能考试第一站无菌操作内容 洗手、戴手套、口腔黏膜消毒。考试过程中注重考查考生无菌观念、爱伤意识、器械的正确使用和医患体位。其中本节口腔黏膜消毒是无菌操作项目的其中一项，为第一站必考项目。考试方法：学生互相操作，按考官指定部位消毒。

2. 评分标准（表 3 – 1）

表 3 – 1　口腔黏膜消毒评分标准

学生姓名		性别		年龄		班级	
练习项目	项目细化		权重分		评分		备注
口腔黏膜消毒	消毒剂的正确选择		0.8				
	干棉球擦拭术区		0.6				
	消毒剂擦拭方法		0.6				
合计			2				

教师签名：＿＿＿＿＿＿

◆ **考点提示**

（1）术区在使用消毒剂之前未用干棉球擦干。

（2）涂擦消毒剂方式错误，如由外向内擦或无规则涂抹。

（3）消毒剂蘸取过多，涂擦时在黏膜表面流淌。

◆ **思考题**

1. 哪种消毒剂不能用于口腔黏膜消毒（　　）

　A. 1% 碘酊　　　　　　　　　　B. 含 2% 有效碘的碘伏

　C. 2% 碘酊　　　　　　　　　　D. 75% 乙醇

　E. 0.1% 氯己定

正确答案：B

答案解析：用于口腔黏膜消毒的碘伏浓度为 0.5%。

2. 口腔黏膜消毒最宜选用（　　）

　A. 0.1% 氯己定　　　　　　　　B. 2.5% 碘酒

　C. 0.03% 过氧化氢　　　　　　D. 70% 乙醇

　E. 1% 碘酊

正确答案：E

答案解析：口腔黏膜消毒常用 1% 碘酊、0.1% 氯己定（洗必泰）、75% 酒精、碘伏、0.1% 苯扎溴铵（新洁尔灭），最宜选用 1% 碘酊。

实训四

口腔一般检查

◈ **病例导入**

患者，男性，25 岁。刷牙出血 1 月余，进行口腔一般检查。

◈ **知识要点**

口腔一般检查是口腔执业医师实践技能考试必考内容，包括视诊、探诊、叩诊、扪诊和松动度的检查。每项检查操作前，应向被检查者做适当的说明，检查动作应尽量轻柔。考试要求两位考生互为医患，完成检查并填写检查表。操作过程中考生须口述操作目的及注意事项。

◈ **技术操作**

一、学习要点

口腔一般检查包括视诊、探诊、叩诊、扪诊和松动度的检查，定期口腔检查对于口腔疾病的早期发现以及早期治疗具有重要的意义。

二、操作规程

（一）简易流程

口腔一般检查

（二）分步流程

▌操作前评估

- ◆ 了解患者口腔一般情况。
- ◆ 了解检查方法及目的。

▌操作前准备

医师准备

医师应仪表稳重，着装整洁，修剪指甲、穿白大衣、戴口罩，洗手后戴无菌手套。

器械准备

一次性口腔器械盒、一次性无菌手套、银汞充填器。

▌操作方法

医患体位

- ◆ 椅位调整。正确调节牙科治疗椅和照明灯（图4-1）。

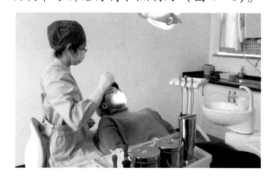

图4-1 调节牙科治疗椅和照明灯

- ◆ 医师坐于治疗椅的右前方或右后方，肘关节与患者口腔在同一平面高度。

- ◆ 患者取仰卧位，检查上颌牙时患者咬合平面与地面成45°~90°（图4-2），检查下颌牙时咬合平面与地面平行（图4-3）。

图4-2　诊疗上颌牙齿体位

图4-3　诊疗下颌牙齿体位

口腔检查操作

◆　视诊＋探诊。患者的全身健康状况、口腔颌面部和软组织情况、牙齿和牙列情况等。

1）选择探针及检查顺序。应选择5#镰形探针（图4-4）。探诊顺序依次为右上象限、左上象限、左下象限（图4-5）、右下象限，行全口牙的检查。

图4-4　镰形探针

图4-5　检查左下象限

2）器械握持方式及支点。左手持口镜，右手以中指、环指靠在邻牙上作为支点。

3）探针的使用。探针三弯端检查牙齿邻面（图4-6），大弯端检查牙齿殆面（图4-7）。

图4-6　探针三弯端检查牙齿邻面

图4-7　探针大弯端检查牙齿殆面

◇ 叩诊。

1）器械选择。选择带有平头末端的手持金属器械，如银汞充填器柄、金属口镜（图 4 – 8）。

图 4 – 8　银汞充填器柄

2）叩诊动作。用器械垂直向（图 4 – 9）和水平向（图 4 – 10）轻轻叩击牙齿。

图 4 – 9　垂直向叩击牙齿　　　　　　　**图 4 – 10　水平向叩击牙齿**

3）叩诊顺序。先叩诊正常邻牙作为对照牙，再叩诊患牙，叩诊力量先轻后重。

4）叩诊结果描述。叩痛（ – ）表示用适宜的力量叩诊患牙反应同正常牙；叩痛（ ± ）表示用适宜的力量叩诊患牙感觉不适；叩痛（ + ）表示用重于适宜的力量叩诊，引起患牙轻痛；叩痛（ + + + ）表示用轻于适宜的力量叩诊，引起患牙剧烈疼痛；叩痛（ + + ）表示患牙的叩痛反应介于叩痛（ + ）和叩痛（ + + + ）之间。

◇ 扪诊。

1）根尖部扪诊手法。用示指指腹扪压根尖部牙龈（考官指定牙位）（图 4 – 11）。

2）脓肿扪诊手法。用示指和中指轻轻交替压迫脓肿可能发生的部位，检查是否有波动感（考官指定牙位）（图 4 – 12）。

图 4 - 11 根尖部扣诊

图 4 - 12 脓肿扣诊

◆ 松动度检查。

1）器械选择。镊子。

2）器械放置位置（考官指定区段）。检查前牙时用镊子夹持切缘（图 4 - 13），检查后牙则将镊子并拢后放在咬合面沟裂中央（图 4 - 14）。

图 4 - 13 检查前牙松动度

图 4 - 14 检查后牙松动度

3）检查动作。唇（颊）舌向、近远中向和上下向摇动牙齿，观察牙齿松动度。

4）松动度结果描述。临床上常用的牙松动度记录方法见表 4 - 1 和表 4 - 2。

表 4 - 1 以毫米计算松动度

Ⅰ度松动	松动幅度在 1mm 以内
Ⅱ度松动	松动幅度在 1～2mm
Ⅲ度松动	松动幅度大于 2mm

表 4 - 2 以牙冠松动方向计算松动度

Ⅰ度松动	颊（唇）舌（腭）方向松动
Ⅱ度松动	颊（唇）舌（腭）方向松动，伴有近远中方向松动
Ⅲ度松动	颊（唇）舌（腭）方向松动，伴有近远中方向松动和垂直方向松动

5）口镜的用法（表4-3）。

表4-3 口镜的用法

握持和牵拉	用左手拇指、示指和中指握持口镜，使用适当力量用口镜镜面部位牵拉口角
观察	转动口镜至合适位置，利用口镜反射使光线集中于被检查部位，使被检查部位可以被观察到。用口镜反映不能直视的检查部位

◆ 口腔检查记录表（两位考生互为医患实施操作）。

口腔一般检查记录表

检查者： 姓名： 性别：□男□女

检查日期： 年 月 日

口腔一般检查记录

1. 全口牙列检查结果

（1）牙体视诊和探诊检查结果。

> 牙体情况符号：
>
> 　　　　0. 无异
>
> 　　　　1. 有龋
>
> 　　　　2. 有充填体无龋
>
> 　　　　3. 有充填体有龋
>
> 　　　　4. 牙缺失
>
> 　　　　5. 牙体损伤
>
> 　　　　6. 牙发育有异常

牙位

18	17	16	15	14	13	12	11	21	22	23	24	25	26	27	28
48	47	46	45	44	43	42	41	31	32	33	34	35	36	37	38

（2）考官指定部位的检查结果（在牙列式上写出牙位，并在结果相应处画"0"）。

叩诊：牙位十　　　　结果：-、±、+、++、+++

松动度：牙位十　　　　结果：0、Ⅰ、Ⅱ、Ⅲ度

根尖部扣诊：牙位十　　　结果：无　有

2. 口腔其他情况的视诊结果　如未见异常在相应处用"√"表示，请用牙列式和（或）文字记录所见异常。

（1）口腔颌面部情况。未见异常□；异常表现＿＿＿＿＿＿＿＿＿＿＿＿＿＿＿＿＿

（2）口腔软组织情况。未见异常□；异常表现_____

（3）牙列。未见异常□；异常表现_____

（4）阻生牙。无□；有（牙位、类型）_____

（5）修复体。无□；有（牙位、类型）_____

三、注意事项

（1）医患体位要正确。

（2）加强无菌观念。

（3）加强爱伤观念。比如叩诊时应向患者说明且不应用力过大，先从健康牙轻轻开始，后叩击患牙，如无明显反应时，可稍用力进行比较。

◆ **知识链接**

1. 口腔执业医师实践技能考试第一站考试内容 无菌操作、口腔一般检查、特殊检查及职业素质。考试过程中注重考查考生无菌观念、爱伤意识、器械的正确使用和医患体位。本节口腔一般检查是基本操作项目的其中一项，为第一站必考项目。注意考试时应在戴手套前调整椅位，对准光源，避免戴手套后交叉感染，然后再做口腔一般检查。考试方法：两位学生现场操作并如实填写口腔一般检查记录表。

2. 评分标准（表 4-4）

表 4-4　口腔一般检查评分标准

学生姓名		性别		年龄		班级	
练习项目	项目细化		权重分	评分		备注	
口腔 一般检查	医患体位		1.5				
	探诊		1.5				
	扪诊（考官指定牙位）		1.5				
	叩诊（考官指定牙位）		1.5				
	松动度（考官指定牙位）		1.5				
	口镜的使用		1.5				
	口腔一般检查记录表		3				
	合计		12				
教师签名：_____							

◆ 考点提示

　　口腔颌面部一般检查包括口腔检查、颌面部检查、颈部检查、颞下颌关节检查和唾液腺检查。从方法上分视诊、扪诊、叩诊、探诊、咬诊、嗅诊等。顺序：右上→左上→左下→右下。视诊应按一定顺序，先检查主诉部位，然后全面检查其他部位。检查内容包括颌面部是否对称，有无畸形、肿胀、包块等，牙的色泽、排列、数目、形态、龋齿、残冠、残根等，牙龈颜色、形态和质地有无改变等。

◆ 思考题

1. 口腔颌面部一般检查包括(　　　)

　　A. 口腔检查　　　　　　　　　　B. 颌面部检查

　　C. 颈部和颞下颌关节检查　　　　D. 唾液腺的检查

　　E. 以上都是

正确答案：E

答案解析：口腔颌面部一般检查包括口腔检查、颌面部检查、颈部检查、颞下颌关节检查和唾液腺检查。

2. 以下全部属于口腔一般检查方法的是(　　　)

　　A. 视诊、叩诊、电诊、嗅诊、咬诊、触诊

　　B. 视诊、探诊、叩诊、扪诊、牙齿松动度检查

　　C. 叩诊、电诊、嗅诊、冷试、选择性麻痹

　　D. 视诊、叩诊、热试、X线检查

　　E. 触诊、穿刺、细菌涂片检查

正确答案：B

答案解析：口腔一般检查方法有视诊、扪诊、叩诊、探诊、松动度检查。

3. 检查牙齿松动度选用的器械是(　　　)

　　A. 口镜　　　　　　B. 镊子　　　　　　C. 探针　　　　　　D. 挖匙

　　E. 以上都是

正确答案：B

答案解析：镊子用于夹持敷料、取异物和检查牙齿松动度。

实训五

咳合关系检查

◆ **病例导入**

患者，男性，20 岁。自觉牙齿排列不整齐要求进行口腔检查。

◆ **知识要点**

咬合关系检查是指观察并记录患者上下颌牙列咬合在牙尖交错𬌗时上下颌牙的咬合关系，内容包括磨牙的近远中咬合关系、前牙覆𬌗与覆盖关系以及中线位置关系。

◆ **技术操作**

一、学习要点

咬合关系检查的操作流程、检查方法、检查结果的记录方法及检查结果的描述方法。可以准确检查并记录患者上下颌牙列咬合在牙尖交错𬌗时，上下颌牙的咬合关系。

二、操作规程

（一）简易流程

咬合关系检查

（二）分步流程

📕**操作前评估**

◆ 了解检查目的与所需物品。

◆ 了解所需检查项目。包括两侧磨牙的近远中咬合关系，前牙覆𬌗、覆盖关系，中线关系的检查方法和记录、描述方法。

■操作前准备

医护准备

衣帽整洁，诊椅洁净、医护触碰位置粘贴一次性隔污膜。

物品准备

一次性口腔器械盒、一次性医用检查手套。

■操作方法

调整椅位

患者坐于诊椅上，医师调整好椅位，使患者𬌗平面与水平面成0°~45°。医师坐于患者右前方，调整好光源角度。

观察、记录患者咬合关系

嘱患者做正中咬合，手持口镜牵开患者口角，观察并记录两侧磨牙的近远中咬合关系、前牙覆𬌗与覆盖关系以及中线位置关系。

检查结果描述

◈ 磨牙咬合关系。

1）中性关系。上颌第一磨牙近中颊尖咬合在下颌第一磨牙的近中颊沟内（图5-1）。

图5-1 磨牙中性关系图

2）远中关系。上颌第一磨牙近中颊尖与下颌第一磨牙近中颊尖相对，甚至位于下颌第二前磨牙与第一磨牙之间。

3）近中关系。上颌第一磨牙近中颊尖与下颌第一磨牙远中颊尖相对，甚至位于下颌第一和第二磨牙之间。

◆ 前牙覆𬌗、覆盖关系。

1）覆𬌗。是指上前牙切缘覆盖下前牙唇面的垂直距离（图5-2）。Ⅰ度深覆𬌗为上前牙切缘覆盖下前牙唇面在1/3～1/2者；Ⅱ度深覆𬌗为上前牙切缘覆盖下前牙唇面在1/2～2/3者；Ⅲ度深覆𬌗为上前牙切缘覆盖下前牙唇面大于2/3，下前牙咬在上前牙腭侧龈组织上。

图5-2 前牙正常覆𬌗

2）覆盖。是指上前牙切缘至下前牙唇面的水平距离（图5-3），其距离在3mm以内为正常，超过者为深覆盖。Ⅰ度深覆盖为上前牙切缘至下前牙唇面的水平距离在3～5mm者；Ⅱ度深覆盖为上前牙切缘至下前牙唇面的水平距离在5～7mm者；Ⅲ度深覆盖为上前牙切缘至下前牙唇面的水平距离大于7mm者。

◆ 中线位置关系。中线是指通过左右中切牙近中接触点的垂线，正常上下切牙中线应与面部中线一致（图5-4）。

图5-3 前牙覆盖

图5-4 面部中线

三、注意事项

（1）正确调整医患椅位，以及光源的角度，使患者𬌗平面与水平面呈 0°～45°。

（2）咬合关系检查时，患者必须咬合在正中𬌗位置，即牙尖交错𬌗，如果患者未咬合在牙尖交错𬌗的位置，会导致咬合关系检查结果不准确。

◈ 知识链接

1. 口腔执业医师实践技能考试第一站考试内容　包括无菌操作、口腔一般检查、特殊检查以及职业素质。考试过程中注重考查考生无菌观念、爱伤意识、器械的正确使用和医患体位。本节咬合关系检查是特殊检查的其中一项，为第一站选考项目，学生对咬合关系结果描述错误将不得分。考试方法：两位学生现场操作并如实填写口腔检查表。

2. 评分标准（表5－1）

表5－1　咬合关系检查评分标准

学生姓名		性别		年龄		班级	
练习项目	项目细化		权重分	评分		备注	
咬合关系检查	磨牙咬合关系描述		1			上颌第一磨牙近颊尖咬合在下颌第一磨牙的近中颊沟内	
	前牙覆𬌗、覆盖关系描述		0.5			正常的覆𬌗、覆盖关系	
	中线位置关系描述		1			上下切牙中线应与面部中线一致，偏移时用"毫米"表示	
	检查结果描述		1.5				
合计			4				

教师签字：_____

◈ 考点提示

咬合关系检查过程中，调整好医患的椅位关系和光源角度是开始检查前的重要动作。咬合关系检查要求检查者能正确描述出磨牙的咬合关系，前牙咬合关系以及中线关系。检查者如果不能说清楚正中咬合时，上下颌第一磨牙的位置关系；混淆覆𬌗与覆盖的概念，将会丢失分数。

◆ **思 考 题**

1. 上下第一恒磨牙的咬合关系可分为中性关系、近中关系和远中关系，下列哪一项描述为近中关系（　　）
    A. 上颌第一恒磨牙的近中颊尖咬合时与下颌第一恒磨牙的近中颊尖相对
    B. 上颌第一恒磨牙的近中颊尖咬合于下颌第一、二恒磨牙之间
    C. 上颌第一恒磨牙的远中颊尖咬合时与下颌第一恒磨牙的远中颊尖相对
    D. 上颌第一恒磨牙的远中颊尖咬合于下颌第一恒磨牙的近中颊沟
    E. 以上说法都不正确

正确答案：B

答案解析：近中关系是指上颌第一磨牙近中颊尖与下颌第一磨牙远中颊尖相对，甚至位于下颌第一、二磨牙之间。

2. 上下第一恒磨牙的咬合关系可分为中性关系、近中关系和远中关系，下列哪一项描述为远中关系（　　）
    A. 上颌第一恒磨牙的近中颊尖咬合时与下颌第一恒磨牙的近中颊尖相对
    B. 上颌第一恒磨牙的近中颊尖咬合于下颌第一、二恒磨牙之间
    C. 上颌第一恒磨牙的远中颊尖咬合时与下颌第一恒磨牙的远中颊尖相对
    D. 上颌第一恒磨牙的远中颊尖咬合于下颌第一恒磨牙的近中颊沟
    E. 以上说法都不正确

正确答案：A

答案解析：远中关系是指上颌第一磨牙近中颊尖与下颌第一磨牙近中颊尖相对，甚至位于下颌第二前磨牙与第一磨牙之间。

3. 上下颌牙咬合接触最紧密、最广泛的是（　　）
    A. 侧向𬌗　　　　B. 前伸𬌗　　　　C. 组牙功能𬌗　　　　D. 尖牙保护𬌗
    E. 牙尖交错𬌗

正确答案：E

答案解析：牙尖交错𬌗是指上下颌牙的牙尖交错，达到最广泛、最紧密接触时的一种咬合关系。

4. 患者，女性，12岁。恒牙𬌗，咬合关系检查见两侧第一恒磨牙远中尖对尖，上颌中切牙切缘咬合在下颌中切牙唇面 1/2～2/3，患者前牙的咬合关系应该记录为（　　）
    A. 前牙深覆𬌗Ⅰ度　　　　　　　　　B. 前牙深覆𬌗Ⅱ度
    C. 前牙深覆𬌗Ⅲ度　　　　　　　　　D. 前牙深覆盖Ⅱ度

E. 前牙深覆盖Ⅰ度

正确答案：B

答案解析：记忆题。

5. 患者，女性，12岁。恒牙𬌗，咬合关系检查见两侧第一恒磨牙远中尖对尖，上颌中切牙切缘距离下颌中切牙唇面的水平距离为8mm，患者前牙的咬合关系应该记录为（　　）

A. 前牙深覆𬌗Ⅱ度

B. 前牙深覆𬌗Ⅲ度

C. 前牙深覆盖Ⅲ度

D. 前牙深覆盖Ⅱ度

E. 前牙深覆盖Ⅰ度

正确答案：C

答案解析：记忆题。

实训六

牙周探诊

◆ 病例导入

患者，男性，55 岁。右下后牙牙龈萎缩半年。诊断前的临床检查。

◆ 知识要点

牙周探诊是牙周疾病诊断中最重要的检查方法。内容包括牙周袋探诊深度、附着水平、探诊后出血、根分叉病变和根面牙石。目的是了解有无牙周袋或附着丧失，并探测其深度和附着水平以及探诊后的出血情况和根分叉病变。

◆ 技术操作

一、学习要点

了解牙周有无牙周袋或附着丧失，并探测其深度和附着水平。

二、操作规程

（一）简易流程

牙周探诊

（二）分步流程

操作前评估

◆ 了解牙周有无牙周袋或附着丧失。
◆ 掌握探测牙周袋深度和附着水平。

操作前准备

医护准备

衣帽整洁，诊椅洁净、医护触碰位置粘贴一次性隔污膜。

物品准备

一次性口腔器械盒、一次性医用检查手套、牙周探针（顶端为钝头，顶端直径为
0.5mm，工作端表面带有刻度）。

操作方法

支点

用改良握笔法握持牙周探针，力量20～25g，用中指做支点或中指和环指共同做支
点，支靠在邻近牙𬌗面、切缘或唇面。

方向

探针伸入时与牙体长轴平行，探针的顶端紧贴牙面，并沿根面深入牙周袋直达袋
底，沿着牙周袋底提插式行走。

动作

以提插方式移动探针，如"走步"样围绕各颗牙的每个牙面进行检查（图6-1）。

图 6 - 1　提插式探测近中、中央、远中 3 点

| 位点 |

每颗牙要记录 6 个位点的探诊深度（图 6 - 2），通常分别在牙的颊（唇）侧、舌（腭）侧的远中、中央、近中进行测量。

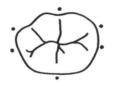

图 6 - 2　按颊（唇）、舌（腭）侧 6 个位点探测

| 邻面 |

探测邻面时，要紧靠接触区探入，探针可稍倾斜以便能深入接触点下方的龈谷处。

| 顺序 |

行全口牙周探诊时，应按一定顺序进行，一般从右上后牙开始，依次完成一个象限后，继续按 2、3、4 象限顺序完成探测，一般由助手进行记录。

| 结果描述 |

牙周袋探诊深度、附着水平、探诊后出血、根面牙石和根分叉病变。

三、注意事项

（1）牙周探诊检查使用钝头带刻度的牙周探针。

（2）牙周探诊检查时支点要稳，用力不可过大，以 20～25g 为宜，力量过大会导致探入过深，并引起疼痛。

（3）探诊的方法是探入时探针应与牙体长轴平行，移动探针时要以提插方式移动。

（4）探测牙周附着水平时，找准釉牙骨质界的位置才能准确测量。

◆ **知识链接**

1. 口腔执业医师实践技能考试第一站考试内容 无菌操作、口腔一般检查、特殊检查以及职业素质。考试过程中注重考查考生无菌观念、爱伤意识、器械的正确使用和医患体位。

本节牙周探诊检查是特殊检查项目的其中一项，为第一站选考项目，教师指定牙位考生进行检查。考试方法：两名学生现场操作并如实填写口腔检查表。

2. 评分标准（表6 – 1）

表6 – 1 牙周探诊检查评分标准

学生姓名		性别		年龄		班级	
练习项目	项目细化		权重分		评分	备注	
牙周探诊检查	器械选择		0.5			有刻度的钝头牙周探针	
	握持方式和支点		1			改良握笔式，有支点，可以是口内支点也可以是口外支点	
	探查动作及位点		1			以提插方式移动探针，如"走步"样围绕每颗牙的各个牙面进行检查。先探颊侧近中、中央、远中，再探舌侧近中、中央、远中	
	探诊内容及结果描述		1.5			每颗牙要记录6个位点的探诊深度、附着水平、是否出血溢脓、龈下根面是否有牙石及根分叉病变	
	合计		4				

教师签名：＿＿＿＿＿＿＿

◆ **考点提示**

牙周探诊检查使用钝头带刻度的牙周探针，要有支点，用力不可过大，以20～25g为宜，探诊的方法是探入时探针应与牙体长轴平行，移动探针时要以提插方式移动。

◆ 思 考 题

1. 牙周探诊适宜的力量是( )

　　A. 5～20g　　　　　B. 10～20g　　　　　C. 20～25g　　　　　D. 20g 以下

　　E. 25g 以上

正确答案：C

答案解析：牙周探诊时用力不可过大，以 20～25g 为宜，力量过大会导致探入过深，并引起疼痛。

2. 探测附着水平丧失，找准( )的位置很重要

　　A. 釉牙骨质界　　　B. 釉牙本质界　　　C. 牙龈边缘　　　D. 牙颈部

　　E. 膜龈联合

正确答案：A

答案解析：探测牙周附着水平时，找准釉牙骨质界的位置才能准确测量。

3. 牙周探诊时，每颗牙一般记录几个位点的探诊深度( )

　　A. 3 个位点　　　　B. 4 个位点　　　　C. 5 个位点　　　　D. 6 个位点

　　E. 7 个位点

正确答案：D

答案解析：牙周探诊时，每颗牙要记录 6 个位点的探诊深度。

实训七

牙髓活力检查

◆ 病例导入

患者，男性，40 岁。近 3 日自觉左下后牙咀嚼不适前来就诊。临床检查见左下颌第一磨牙近中邻牙殆面大面积牙色充填体，充填体边缘继发龋，探诊（－），叩痛（±），松动度（－），牙龈未见异常。X 线片示充填物近髓角。为明确患牙牙髓状况，现需要进行牙髓活力检查。

◆ 知识要点

牙髓活力检查是根据患牙对冷刺激或热刺激的反应来诊断牙髓状态的一种诊断方法。正常牙髓对 20～50℃ 的温度刺激无明显反应，但病变牙髓的温度耐受阈发生变化，遇突然明显的温度变化时，如低于 10℃ 的冷刺激和高于 60℃ 的热刺激，不同状态的牙髓会诱发不同的反应，如敏感、疼痛、迟钝、无反应。因此，可根据牙髓对温度的不同反应来判断牙髓是否患病、病变的发展阶段以及牙髓的活力是否存在。牙髓活力检查包括牙髓温度测试和牙髓活力电测试。

◆ 技术操作

一、学习要点

（1）牙髓活力测试的目的。根据牙髓对温度的不同反应来判断牙髓是否患病、病变的发展阶段以及牙髓活力是否存在。

（2）牙髓活力检查的步骤、方法及注意事项。

（3）根据牙髓的反应情况准确地分析、判断牙髓活力测试的结果。

二、操作规程

（一）简易流程

牙髓活力检查

（二）分步流程

▋ 操作前评估

了解检查目的，初步判断患者身体健康情况及受检牙的牙体、牙髓状态是否可以进行牙髓活力检查。

◣操作前准备

▌ 医护准备

衣帽整洁，诊椅洁净、医护触碰位置粘贴一次性隔污膜。

▌ 物品准备

一次性口腔器械盒、一次性医用检查手套、小冰棒或商品冷测罐、牙胶棒、酒精灯、打火机、牙髓活力电测试仪、干棉纱卷、凡士林。

◣操作方法

▌ 调整椅位

患者坐于诊椅上，医师调整好椅位，如果受检牙在上颌，则使患者上颌牙𬌗平面与水平面成0°~45°；若受检牙在下颌，使患者下颌牙𬌗平面与地面接近平行，调整好光源角度。

▌ 检查前医嘱

在进行测试前，告知患者牙髓活力检查的目的和患牙可能出现的反应，包括冷、热、迟发反应、无反应、疼痛等，当患者感受到以上任何感觉时，立即举左手示意医生。

▌ 隔湿受检牙

用干棉纱卷放置于测试牙的唇（颊）和（或）舌侧，隔离唾液，左手提起患者上唇，右手持镊子夹起棉纱卷，放入患者的前庭沟（图7-1）。

图7-1 干棉纱卷隔湿

对照牙的选择及测试顺序

◆ 对照牙的选择。首选对侧正常同位牙，其次为对颌同位牙，最后选择与可疑患牙处在同一象限内的健康邻牙。

◆ 测试顺序。先测健康对照牙（图7-2），再测可疑患牙（图7-3）。

图7-2　测健康对照牙

图7-3　测可疑患牙

测试位置

选择没有牙体缺损或充填体的完整牙面，一般选择唇（颊）面的中1/3处，也可在舌面测试。

冷测方法

从冰箱中取出小冰棒放于手中稍加捂化，慢慢挤出冰棒头贴放在测试牙面中1/3处（图7-4），观察牙齿反应，也可用小棉球蘸化学挥发剂放在牙面上测试。

图7-4　测试部位

热测方法

◆ 选用热牙胶棒作为热刺激源，在受检牙唇、颊面中1/3处进行测试。

◆ 首先在受检牙面上涂布凡士林，然后将牙胶棒一端置于酒精灯火焰上加热（图7-5），使之变软（65~70℃），但不要冒烟燃烧，变软后立即贴放在受检牙的牙面上测试，观察牙齿反应。

图7-5 正确加热牙胶棒

电测方法

◆ 在被测牙面上放少许导电剂或湿润的小纸片。

◆ 将电测试仪的挂钩挂于患者口角处以构成电流回路。将电测试仪的工作端（图7-6）放在牙面导电处，即被测试牙唇面的中1/3釉质完整处进行测试（图7-7），随着电流逐渐增大，对测试牙造成刺激。

图7-6 牙髓活力电测试仪

图7-7 电测部位

◆ 观察显示屏上反应值的变化，患者示意测试牙有感觉即应将工作面撤离牙面，记录显示屏上的读数。

◆ 测试时，应注意先测健康对照牙，再测可疑患牙。每颗牙测2~3次，取平均数值作为结果。

牙髓温度测试的结果

◆ 正常。出现短暂的轻度感觉反应，随刺激源的撤除而立即消失，反应程度和时间与对照牙一样。

◆ 敏感。测试牙的反应速度快，疼痛程度强，持续时间长。比敏感反应稍轻者可表现为"一过性敏感"，指测试牙对温度刺激反应迅速，有疼痛感觉，但刺激去除后疼痛立刻消失，多为可复性牙髓炎的反应；比敏感反应程度更重者表现为"激发痛"，指测试时诱发剧烈疼痛，且持续时间长，一般为急性牙髓炎；急性化脓性牙髓炎的患牙，热刺激有时引起剧痛，冷刺激反而使疼痛缓解，又称热痛冷缓解。

◆ 迟钝。测试后片刻才有反应或施加强刺激时才有微弱的感觉；还可包括迟缓反应性痛。多发生在慢性牙髓炎或部分牙髓已坏死的患牙。

◆ 无反应。提示牙髓坏死。

牙髓活力电测试的结果

◆ 正常。读数与对照牙相差 10 以内，表示牙髓正常。

◆ 敏感。读数低于对照牙 10 以上，表示牙髓敏感。

◆ 迟钝。读数高于对照牙 10 以上，表示牙髓反应迟钝，多为牙髓变性。

◆ 无反应。读数达最高值仍无反应，表示牙髓已坏死。

三、注意事项

（1）牙齿对温度和电刺激的反应受年龄、病变的影响，个体差异也较大。在做测试时，必须以患者自身的正常牙作为对照，从两牙对温度或电刺激的反应对比中判断牙髓的状态；先测健康牙，后测可疑牙，以便排除个体差异，取得对比标准。

（2）测试对照牙与可疑牙时，二者被测试的条件应尽量一致。例如，在相应的牙面、相同的部位，用相同的测试方法，用相同的刺激强度等，以便于对比。

（3）冰棒冷测。如有多个可疑牙，应从牙列后部向前逐个测试，以免冰水流入后牙，影响反应的准确性。

（4）用牙胶热测时，牙面应涂抹一薄层医用凡士林，防止牙胶粘在牙面上。选用热牙胶棒作为热刺激源，使用酒精灯火焰进行加热时，如果加热的温度过高，会导致热牙胶棒流动性增加，如果流到其他地方可能会导致检测结果不准确或是烫伤患者的黏膜。

（5）电测反应。有假阳性和假阴性的问题，如刚萌出的年轻恒牙和新近外伤患牙对电测的反应常呈假阴性，牙髓液化坏死、患牙有大面积银汞充填体或全冠时可能出现假阳性或假阴性结果。

◆ 知识链接

1. 口腔执业医师实践技能考试第一站考试内容 包括无菌操作、口腔一般检查、特殊检查以及职业素质。考试过程中注重考查考生无菌观念、爱伤意识、器械的正确使用和医患体位。本节牙髓活力检查属于特殊检查，为第一站选考项目，考核中教师指定牙位进行牙髓活力测试，操作时应注意，根据教师指定牙位的位置，先调整好医患椅位关系、光源角度，再进行检测，若用三用枪、冷水、热水作为刺激源，此项检查为"0"分。考试方法：两名学生现场操作并如实填写口腔检查表。

2. 评分标准（表7-1）

表7-1 牙髓活力检查评分标准

学生姓名		性别		年龄		班级	
练习项目	项目细化		权重分	评分	备注		
牙髓活力检查	医嘱说明及测试牙隔离		0.5		举手示意，冰棒冷测或牙胶热测（器械选择）		
	对照牙选择，测试顺序		1		先测对侧正常同名牙，再测可疑牙，与对侧同名牙对比		
	测试用具，放置部位		1		冷测用小冰棒，热测用牙胶（烧软不冒烟）放于被测牙的唇（颊）面的中1/3处		
	测试反应描述		1.5		①正常，被测牙与对照牙反应相同；②敏感，比对照牙反应强烈，刺激去除后疼痛持续一段时间；③迟钝，同样程度的冷、热刺激比对照牙轻微许多的反应；④无反应，被测试牙对刺激不产生反应		
	合计		4				

教师签名：_____

◆ 考点提示

一般认为，牙髓活力电测法在判断牙髓是死髓还是活髓时，较为可靠；判断牙髓活力最可靠的检查方法则是试验性备洞。如果在进行牙髓活力检查的操作过程中，未做必要的检查前医嘱、未询问患者身体健康情况是否适合做牙髓活力电测、测试时未对待测牙进行隔湿、选择对照牙错误或测试顺序错误等，将会被扣分。在考试过程中还要特别注意，要避免出现以下情况而失分：在热测时烫伤患者软组织，检测结果用（＋）（－）符号或是用疼痛、不疼痛等表示。以上考点不仅在应试时需要注意，在以后的临床工作中也应特别注意。

◆ 思 考 题

1. 温度刺激出现疼痛，但刺激去除后疼痛即可消失，可能为(　　)

　　A. 牙髓正常　　　　　　　　　　B. 牙髓坏死

　　C. 可复性牙髓炎　　　　　　　　D. 牙髓钙化

　　E. 慢性牙髓炎

正确答案：C

答案解析：牙髓温度测试，测试牙对温度刺激反应迅速，有疼痛感觉，但刺激去除后疼痛立刻消失，多为可复性牙髓炎的反应。

2. 牙髓活力电测试时，探测电极通常应放置在(　　)

　　A. 颊、舌面颈 1/3 处　　　　　　B. 龋坏部

　　C. 咬合面　　　　　　　　　　　D. 颊、舌面中 1/3 处

　　E. 颊、舌面殆 1/3 处

正确答案：D

答案解析：一般选择没有牙体缺损或充填体的完整牙面，选择唇（颊）面的中 1/3 处，也可在舌面测试。

3. 以下关于牙髓活力电测试的描述，不正确的是(　　)

　　A. 牙髓活力电测法在判断牙髓是死髓还是活髓时，与牙髓温度测验相比，较为可靠

　　B. 牙髓活力电测试是用来确定牙髓活力的

　　C. 只需要牙髓活力电测试的结果，就可以准确判断牙髓活力

　　D. 进行牙髓活力电测试时，应该先测对照牙，再测患牙

　　E. 进行牙髓活力电测试时，每牙需测 2~3 次，取平均数作为结果

正确答案：C

答案解析：牙髓活力电测法检查牙髓的活力状态不能作为诊断的唯一根据，因为可能有假性反应的可能，临床工作中必须结合病史和其他的检查结果，进行全面的分析，才能做出正确的判断。

实训八

颞下颌关节检查

◆ 病例导入

患者，男性，20 岁。左侧颞下颌关节区不适两周。医生诊断前的临床检查。

◆ 知识要点

颞下颌关节检查用于颞下颌关节疾病的诊断，通过对面型、开口度、开口型及咀嚼肌等的检查，判断其关节运动功能的正常度。颞下颌关节检查内容包括面型、关节动度检查、下颌运动检查、咀嚼肌及关节区触诊的检查。

◆ 技术操作

一、学习要点

颞下颌关节疾病的诊断。

二、操作流程

（一）简易流程

颞下颌关节检查

（二）分步流程

▎▎操作前评估

◆ 了解面型是否对称，髁突活动度。

◆ 了解咀嚼肌是否疼痛。

◆ 了解开口度、开口型是否正常，关节有无弹响和杂音。

▎▎操作前准备

| 医护准备 |

衣帽整洁，医护触碰诊椅位置粘贴一次性隔污膜。

| 物品准备 |

一次性口腔器械盒、医用一次性手套。

▎▎操作方法

| 面型及关节动度检查 |

◆ 观察面部是否对称（包括关节区、下颌角、下颌支和下颌体的大小以及长度是否正常），两侧是否对称，颏部是否居中，面下1/3是否协调。

◆ 髁突活动度检查有两种方法。①耳屏前扪诊法（图8-1），双手示指分别置于双侧耳屏前方、髁突外侧，嘱患者做开闭口运动，感触髁突的活动度；②外耳道指诊法（图8-2），双手小指置于患者两侧外耳道内，贴外耳道双前壁进行触诊，嘱患者做开闭口运动，对比双侧髁突活动度和冲击感。

图8-1 耳屏前扪诊法

图8-2 外耳道指诊法

| 咀嚼肌检查 |

扣压颞肌、咬肌等有无压痛（图8-3）。

◆ 口内扣诊。嘱患者小张口，用示指或小指扣诊。颞肌触诊点在下颌升支前缘向上；翼外肌下部触诊点在上颌结节后上方；翼内肌下部触诊点在下颌磨牙舌侧的后下方。

◆ 口外扣诊。检查颞肌、咬肌、翼外肌等咀嚼肌的收缩力是否一致，双侧是否对称。

图8-3 咀嚼肌检查

| 下颌运动检查 |

◆ 嘱患者做开闭口运动、下颌前伸运动和侧颌运动。检查开口度和开口型是否正常，两侧关节动度是否一致。

◆ 弹响和杂音。检查有无弹响和杂音，弹响发生的时间、性质、次数和响度；在开闭口运动时是否有绞锁。

| 咬合关系检查 |

咬合异常是颞下颌关节病的病因之一，应检查咬合关系是否正常，有无紊乱、覆𬌗、覆盖情况及牙合曲线是否正常。牙磨耗的程度是否均匀一致。

三、注意事项

下颌运动检查中，检查开口度和开口型是否正常，两侧关节动度是否一致，有无关节弹响和杂音，弹响发生的时间、性质、次数和响度；在开闭口运动时是否有绞锁均应在病例中详细记录。

◆ 知识链接

1. 口腔执业医师实践技能考试第一站考试内容 无菌操作、口腔一般检查、特殊检查以及职业素质。考试过程中注重考查考生无菌观念、爱伤意识、器械的正确使用和医患体位。本节颞下颌关节检查是特殊检查项目的其中一项，为第一站选考项目。考试方法：两名学生现场操作并如实填写口腔检查表。

2. 评分标准（表8－1）

表8－1 颞下颌关节检查评分标准

学生姓名		性别		年龄		班级	
练习项目	项目细化		权重分	评分	备注		
颞下颌关节检查	关节动度检查		1.5		①耳屏前扪诊法：医师站患者前方，双手示指贴放于患者耳屏前嘱患者做开闭口运动，检查髁突运动两侧是否协调、是否运动受限；②外耳道指诊法：用两手小指末端伸进患者两侧外耳道内，贴外耳道双前壁进行触诊，让患者做开闭口运动，以了解髁突的活动度及冲击感，注意进行两侧的对比		
	咀嚼肌检查		1.5		检查颞肌、咬肌等咀嚼肌群的收缩力，触压其有无疼痛，观察其两侧是否对称		
	下颌运动检查		1		让患者做开闭口运动、下颌前伸运动和侧颌运动，来检查颞下颌关节的功能是否正常		
合计			4				
教师签名：_____							

◆ 考点提示

髁突活动度检查方法有两种：①耳屏前扪诊法；②外耳道指诊法。咬合异常是颞下颌关节病的病因之一，应检查咬合关系是否正常，有无紊乱、覆𬌗、覆盖情况及牙合曲线是否正常。

◆ 思考题

1. 颞下颌关节髁突活动度检查采用（　　　　）

A. 外耳道指诊法或耳屏前扪诊法

B. 关节区听诊法

C. 耳屏前听诊法

D. 双指双合诊外耳道指诊法或双手双合诊

E. 以上说法都正确

正确答案：A

答案解析：髁突活动度检查有两种方法。①耳屏前扪诊法，双手示指分别置于双侧耳屏前方、髁突外侧，嘱患者做开闭口运动，感触髁突的动度；②外耳道指诊法，双手小指置于患者两侧外耳道内，贴外耳道前壁进行触诊，嘱患者做开闭口运动，对比双侧髁突动度和冲击感。

2. 进行颞下颌关节的下颌运动功能检查时，应重点检查的内容包括(　　　)

A. 关节功能是否正常，有无疼痛、弹响或杂音

B. 弹响发生的时间、性质、次数和响度

C. 两侧关节动度是否一致，有无偏斜

D. 开口度和开口型是否正常

E. 开闭口运动中是否有绞锁

正确答案：ABCDE

答案解析：进行颞下颌关节的下颌运动功能检查时，应重点检查的内容包括：①让患者做开闭口运动、下颌前伸运动和侧颌运动。检查开口度和开口型是否正常，两侧关节动度是否一致。②弹响和杂音。有无关节弹响和杂音，弹响发生的时间、性质、次数和响度；在开闭口运动时是否有绞锁。

实训九

下颌下腺检查

◆ **病例导入**

患者，女性，45 岁。主诉右侧颌下肿物半年，检查发现，右侧颌下可触及肿物约 3cm×3cm×4cm，质软，边界可，无其他不适。

◆ **知识要点**

唾液腺包括腮腺、下颌下腺及舌下腺 3 对大唾液腺，以及位于口腔、咽部、鼻腔等处的小唾液腺。这些腺体均能分泌唾液，与吞咽、消化、味觉、语音、口腔黏膜保护等有着密切关系。下颌下腺检查是口腔颌面外科要求掌握的一项基本检查方法，在临床应用的概率很高。

◆ **技术操作**

一、学习要点

唾液腺疾病的诊断。

二、操作规程

（一）简易流程

下颌下腺检查

（二）分步流程

◤ 操作前评估

◆　了解双侧颌下区是否对称。

◆　了解下颌下腺大小、质地、活动度及有无异常包块和触压痛。

◆　了解下颌下腺导管开口处有无异常分泌物或黏膜红肿、溃疡。

◤ 操作前准备

医师准备

衣帽整洁。

物品准备

一次性手套。

◤ 操作方法

体位

患者取坐位，检查者应站在其右前方或右后方，患者头稍低，略偏向检查侧，使皮肤、肌肉松弛，便于触诊。

检查方法

下颌下腺的检查主要采用视诊和触诊，应采用两侧对比的方法，若两侧均有病变，应与正常形态、大小相比较，触诊采用双合诊法检查（图 9-1）。

图 9-1　双合诊

检查内容及结果

◆ 视诊。平视及仰头位正面观双侧下颌下区是否对称；开口位双侧口底是否对称，口底下颌下腺导管开口处有无异常分泌物或黏膜红肿、溃疡。

◆ 触诊。检查者手指紧贴患者下颌下区皮肤，用双合诊法扪诊下颌下腺的大小、质地、活动度及有无包块和触压痛。同时由后向前检查口内下颌下腺导管的质地、有无结石，口外挤压腺体后观察口内导管口分泌情况。

结果描述

◆ 下颌下腺检查结果描述。下颌下腺腺体和导管质地，有无结石，导管口有无红肿，挤压腺体后观察唾液分泌情况。

◆ 下颌下淋巴结检查结果描述。描述淋巴结大小、质地、活动度、压痛和有无粘连。

◆ 知识链接

1. 口腔执业医师实践技能考试第一站考试内容 无菌操作、口腔一般检查、特殊检查以及职业素质。考试过程中注重考查考生无菌观念、爱伤意识、器械的正确使用和医患体位。本节下颌下腺检查是特殊检查项目的其中一项，为第一站选考项目，学生检查时注意应首先视诊观察，然后使用双合诊的方法进行触诊，应对下颌下腺及下颌下腺淋巴结均进行结果描述。考试方法：两名学生现场操作并如实填写口腔检查表。

2. 评分标准（表9-1）

表9-1　下颌下腺检查评分标准

学生姓名		性别		年龄		班级	
练习项目	项目细化		权重分	评分	备注		
下颌下腺检查	医患体位		1		患者取坐位，检查者应站在其右前方或右后方，患者头稍低，略偏向检查侧，以使皮肤、肌肉松弛便于触诊。检查者手指紧贴患者下颌下区皮肤		
	检查方法		1		分视诊和触诊，采用两侧对比的方法，若两侧均有病变，应与正常形态、大小相比较，触诊则常用双合诊法检查		
	检查内容及结果		2		腺体的大小、形态；有无肿块以及肿块的大小、质地边界是否清楚，有无压痛等；导管是否变硬或呈条索状改变，有无结石；以示、中、环三指平触并由后向前推压，观察导管口以检查下颌下腺的唾液分泌情况等		
	合计		4				

教师签名：_____

◆ **考点提示**

　　检查者手指紧贴患者下颌下区皮肤，用双合诊法扪诊下颌下腺的大小、质地、活动度及有无包块和触压痛。同时由后向前检查口内下颌下腺导管的质地、有无结石，口外挤压腺体后观察口内导管口分泌情况。

◆ **思 考 题**

1. 对颌下腺及舌下腺的扪诊常采用(　　　　)

　　A. 双手双合诊　　　　B. 双指双合诊　　　　C. 三指平触诊　　　　D. 单指扪诊

　　E. 双指提拉式扪诊

正确答案：A

答案解析：腮腺的扪诊一般以示、中、环三指平触为宜；下颌下腺及舌下腺的扪诊常采用双手双合诊法。

2. 双手双合诊适用于哪些部位的检查(　　　　)

　　A. 舌肌内病损　　　　　　　　　　B. 口底深在病损及颌下区

　　C. 唇、颊部病损　　　　　　　　　D. 颈侧包块

　　E. 以上都正确

正确答案：B

答案解析：双手双合诊适用于口底深在病损、颌下区部位的检查。

实训十

社区牙周指数（CPI）检查

◆ **病例导入**

　　患者，女性，45岁。主诉近半年刷牙出血，肿痛。检查见口腔卫生差，龈上结石多，牙龈肿胀明显。行社区牙周指数检查。

◆ **知识要点**

　　社区牙周指数（CPI）为牙周疾病流行病学调查指数，适合于大规模的口腔流行病学调查。检查需要使用CPI探针，以了解有无牙周袋或附着丧失，并探测其深度和附着水平。

◆ **技术操作**

一、学习要点

　　通过使用CPI探针，了解有无牙周袋或附着丧失，并探测其深度和附着水平。

二、操作规程

（一）简易流程

社区牙周指数（CPI）检查

（二）分步流程

操作前评估

◆ 了解有无牙龈出血。

◆ 了解有无牙石。

◆ 了解牙周袋深度。

操作前准备

CPI 探针。探针尖端为一小球，直径为 0.5mm，在距顶端 3.5～5.5mm 处为黑色涂抹的区域，距顶端 8.5mm 和 11.5mm 处有两条环（图 10-1）。

图 10-1　CPI 探针

操作方法

确定指数牙

◆ 在上下前牙和上下左右后牙共 6 个区段内确定指数牙，应为 17、16、11、26、27、37、36、31、46、47。

◆ 每个区段内必须有 2 颗或 2 颗以上功能牙，并且无拔牙指征，此区段才能检查。

◆ 成年人的后牙区段，有时缺失一颗指数牙或有拔牙指征，则只检查另一颗指数牙。

◆ 如果一个区段内的指数牙全部缺失或有拔牙指征时，则检查此区段内的所有其余牙以最重情况记分。

◆ 如果一个区段内没有功能牙或只有 1 颗功能牙时，则此区段不做检查，按"除外区段"处理。

握持 CPI 探针

改良握笔式握持 CPI 探针（图 10 - 2）。

图 10 - 2　改良握笔式握持 CPI 探针

放置 CPI 探针

将探针轻缓插入龈沟或牙周袋内，探针与牙长轴平行，紧贴牙根。

探查牙周情况

将探针轻缓地插入龈沟或牙周袋内，探针与牙长轴平行，紧贴牙根，沿牙齿颊（唇）、舌（腭）面龈沟从远中向近中移动（图 10 - 3、图 10 - 4、图 10 - 5），做上下短距离的提插式移动，以感觉龈下牙石，同时查看出血情况，并根据探针上的刻度观察牙周袋深度。探针使用力量不超过 20g，即探针插入指甲内不引起疼痛的力量（图 10 - 6）。

图 10 - 3　唇面远中

图 10 - 4　唇面中央

图 10 – 5　唇面近中

图 10 – 6　确定探诊力量

| 检查牙面无遗漏 |

应检查所有指数牙的颊（唇）舌（腭）面。

| 指数牙记分 |

◆　每个区段一个记分，后牙区段中 2 个指数牙以较重的牙记分，共 6 个记分。填写在考生的口腔一般检查记录表后。

◆　记分标准。

0 = 牙龈健康。

1 = 牙龈炎，探诊后出血。

2 = 牙石，探诊发现牙石，但探针黑色部分全部露在龈袋外。

3 = 早期牙周病，龈缘覆盖部分探针黑色部分，龈袋深度在 4 ~ 5mm。

4 = 晚期牙周病，探针黑色部分被龈缘完全覆盖，牙周袋深度在 6mm 或以上。

X = 除外区段（不少于 2 颗功能牙存在）。

9 = 无法检查（不记录）。

◆　CPI 记分表。

三、注意事项

（1）检查前应摘掉戒指等首饰，指甲长者应修剪，并去除指甲下的污垢。

（2）检查方法应正确，应该检查的牙面不应遗漏。

（3）检查力度应适宜。

◆ 知识链接

1. 口腔执业医师实践技能考试第一站考试内容 无菌操作、口腔一般检查、特殊检查以及职业素质。考试过程中注重考查考生无菌观念、爱伤意识、器械的正确使用和医患体位。社区牙周指数检查是特殊检查操作项目的其中一项，为第一站选考项目。考试方法：两名学生现场操作并如实填写 CPI 记分表。

2. 评分标准（表 10 - 1）

表 10 - 1 社区牙周指数检查评分标准

学生姓名		性别		年龄		班级	
练习项目	项目细化		权重分		评分		备注
社区牙周 指数检查	确定指数牙		1				
	握持探针手法		0.5				
	放置探针方法		0.5				
	探查牙周情况		1				
	检查有无遗漏		0.5				
	记分情况		0.5				
	合计		4				

教师签名：_____

◆ 考点提示

在上下前牙和上下左右后牙共 6 个区段内确定指数牙，应为 17、16、11、26、27、37、36、31、46、47。每个区段内必须有 2 颗或 2 颗以上功能牙，并且无拔牙指征，此区段才能检查。改良握笔式握持 CPI 探针。

◆ 思考题

1. 以下 CPI 记分标准错误的是（   ）

A. 0 = 牙龈健康

B. 1 = 牙龈炎，探诊后出血

C. 2 = 早期牙周病，龈缘覆盖部分探针黑色部分，龈袋深 4 ~ 5mm

D. 9 = 无法检查（不记录）

E. X = 除外区段

正确答案：C

答案解析：2＝牙石，探诊发现牙石，但探针黑色部分全部露在龈袋外。

2. CPI 探针使用的力量为（　　　）

    A. 30g   B. 不超过 20g   C. 40g   D. 50g

    E. 以上都不正确

正确答案：B

答案解析：探针使用力量不超过 20g，即探针插入指甲内不引起疼痛的力量。

实训十一

血压测量

◆ 病例导入

患者，男性，40 岁。左下颌智齿阻生，需要拔除。术前常规测量血压。

◆ 知识要点

血压是指血液在血管内流动时对血管壁的侧压力，包括收缩压和舒张压。收缩压是指心脏收缩时，动脉血压所达到的最高数值；舒张压是指心脏舒张时，动脉血压下降到的最低数值。血压的测量使用汞柱式血压计，用血压值表示。血压测量是指采用器械以标准的方法在肱动脉处测得的一个数值，通常以毫米汞柱（mmHg）为单位表示。

◆ 技术操作

一、学习要点

测量和记录患者血压、判断有无异常情况；监测血压变化，间接了解循环系统功能。

二、操作规程

（一）简易流程

血压测量

（二）分步流程

◤ 操作前评估

◆　询问患者身体情况。

1）病情和基础血压值。

2）意识状态及合作程度。

3）患者30分钟内有无热敷、沐浴、活动、情绪波动。

4）被测量肢体有无偏瘫、功能障碍，测量部位皮肤有无损伤。

◆　向患者解释测量血压目的，取得患者配合。

◤ 操作前准备

医师准备

衣帽整洁、修剪指甲、仪表符合要求。

物品准备

治疗盘、血压计、听诊器、记录单。

◤ 操作方法

准备

◆　核对患者姓名。评估患者，协助患者取标准坐位，嘱患者休息5～10分钟。

◆　洗手，戴口罩。

检查血压计

检查血压计汞柱是否在"0"点，测量血压时，被检查者肘部、血压计"0"点与心脏应在同一水平，卷袖露臂手掌向上，肘部伸直（图11-1）。

图 11-1　患者体位

测量、听诊

◆　打开血压计，垂直放妥，开启汞槽开关（向左倾斜45°），汞柱位于"0"点。

◆　驱尽袖带内空气，袖带均匀紧贴皮肤，缠于上臂，其下缘在肘窝横纹上 2～3cm（图 11-2），袖带气囊中间部分对准肱动脉，保证松紧度适宜，以能插入 1 指为宜。

图 11-2　袖带位置

◆　检查者确定肱动脉搏动位置后，将听诊器胸件置于肱动脉搏动最明显处（图 11-3）。一手固定，另一手握加压气球，关气门，匀速向袖带内充气至肱动脉搏动消失后，再升高 20～30mmHg。

图 11-3　听诊器胸件置于肱动脉搏动处

| 读取血压数值 |

◆ 匀速缓慢放气。速度以汞柱每秒下降4mmHg为宜，注意汞柱刻度和肱动脉声音变化。

◆ 在听诊器中听到第一声搏动，此时汞柱所指的刻度即为收缩压。当搏动声突然变弱或消失，此时汞柱所指的刻度即为舒张压（如果血压未听清或异常，需要重测时，应先将袖带内气体驱尽，使汞柱降至"0"点后再测量）。

◆ 记录。

| 器械整理 |

◆ 测量完毕，还原听诊器，松袖带，整理患者衣袖。

◆ 排尽血压计袖带内余气，整理后放入盒内。血压计向右倾45°，使汞全部流回槽内，关闭汞开关，盖上盒盖，平稳放置。

| 指导患者 |

◆ 告知患者测量结果。

◆ 根据患者实际情况，指导患者或家属学会正确测量血压。

三、注意事项

（1）按照要求选择合适袖带，排除影响血压值的外界影响因素。

（2）保持测量者视线与血压计刻度平行。

（3）若患者衣袖过紧或衣服太多时，应当脱掉衣服，以免影响测量结果。

◆ **知识链接**

---

1. 口腔执业医师实践技能考试第二站考试内容　包括基本操作技术和基本急救技术。基本急救技术包括人工呼吸、吸氧术、胸外心脏按压、血压测量。其中血压测量为必考项，规范考生的基础操作。考试方法：两名学生现场操作并如实记录血压。

---

2. 评分标准（表 11 - 1）

表 11 - 1　血压测量评分标准

学生姓名		性别		年龄			班级	
练习项目	项目细化					权重分	评分	备注
血压测量	评估及准备					0.1		
	患者肘部、心脏、血压计"0"点三者位于同一水平线					0.1		
	血压计袖带置于上臂，下缘距肘窝横纹 2～3cm					0.2		
	听诊器胸件置于肘窝动脉搏动明显处，不可置于袖带内					0.2		
	确定收缩压及舒张压					0.2		
器械整理	血压计向右倾 45°，使汞全部流回槽内，关闭汞开关，盖上盒盖，平稳放置					0.2		
提问作答	高血压的诊断标准是什么？					1		
合计						2		

教师签名：_____

◆ **考点提示**

（1）检查血压计水银柱是否在"0"点。

（2）三点一线：被检查者肘部、血压计"0"点与心脏在同一水平。

（3）袖带缠绕位置，其下缘在肘窝横纹上 2～3cm。

◆ **思考题**

1. 开始测量血压前，患者应在安静环境中至少休息多久（　　）

　　A. 2～3 分钟　　　　B. 5～10 分钟　　　　C. 10～15 分钟　　　　D. 15～30 分钟

　　E. 30～45 分钟

正确答案：B

答案解析：在测量血压前应在安静环境下坐位休息 5～10 分钟，使呼吸、心率平稳，然后再开始测量。同时应避免测量时情绪紧张。

2. 袖带下缘应在肘窝上（　　）处

　　A. 1～2cm　　　　B. 2～3cm　　　　C. 3～4cm　　　　D. 4～5cm

　　E. 5～6cm

正确答案：B

答案解析：此题为记忆题，测量血压时袖带下缘在肘窝横纹上 2～3cm，袖带气囊中间部分对准肱动脉，保证松紧度适宜，以能插入 1 指为宜。

实训十二

人工呼吸

◈ **病例导入**

患者，女性，51岁。突发晕厥。经检查，患者深昏迷，呼之不应，颈动脉搏动未扪及，呼吸消失。

◈ **知识要点**

昏迷患者或心脏停搏患者在排除气道异物，采用徒手方法使呼吸道畅通后，如无自主呼吸，应立即予以人工呼吸，以保证不间断地向患者供氧，防止重要器官因缺氧造成不可逆性损伤。人工呼吸适用于窒息、一氧化碳中毒、药物中毒、呼吸肌麻痹、溺水及触电等患者的急救。

◈ **技术操作**

一、学习要点

人工呼吸是用人工方法借外力来推动肺、膈肌或胸廓的活动，使气体被动进入或排出肺脏，以保证机体氧的供给和二氧化碳的排出。

二、操作规程

（一）简易流程

（二）分步流程

📐 操作前评估

观察患者胸廓无呼吸起伏动作，口鼻无气息吐出，颈动脉搏动消失，判断其呼吸心搏停止。

📐 操作前准备

患者体位

患者取仰卧位，双手放于躯干两侧。

操作者体位

操作者双膝跪地于患者右侧。

📐 操作方法

判断患者意识

呼叫患者，轻拍患者肩部（图 12 - 1）。

图 12 - 1　判断患者意识

求救

向周围人求救或拨打 120 急救电话。

判断有无呼吸

松解患者衣扣、裤带暴露胸腹部（图 12 - 2），将患者头部偏向一侧（图 12 - 3），清理口腔、鼻腔分泌物，若有假牙，取出假牙。将耳靠近患者口鼻听患者是否有呼吸音，看患者胸廓有无起伏，感觉是否有气流吹在脸上。

图 12 – 2　暴露患者胸腹部

图 12 – 3　检查呼吸道

开放气道

仰头举颏法：一手抬起患者的颈部，使其后仰；另一手置于其前额，使头向后仰，使患者下颌与耳垂的连线与地面垂直（图 12 – 4）。

图 12 – 4　仰头举颏法

人工呼吸

一手将患者的下颌向上提起，另一手以拇指和示指捏紧患者的鼻孔（图 12 – 5），深吸一口气后，以口唇密封患者的嘴，深而快地向口内用力吹气，直至患者胸廓向上抬起为止（图 12 – 6）。一次吹气完毕后，立即与患者口部脱离，轻轻抬起头部，面向患者胸部，吸入新鲜空气，以便做下一次人工呼吸。同时使患者的口张开、捏鼻的手也应放松，以便患者通气，观察患者胸廓恢复情况，并有气流从患者口中排出。吹气量每次 500 ~ 600ml。

图12-5 一手将患者的下颌向上提起，另一手将以拇指和示指捏紧患者的鼻孔

图12-6 以口唇密封患者的嘴，深而快地向患者口内用力吹气

三、注意事项

（1）开始时迅速连续吹入3~4次，以后吹气频率维持在每分钟12~20次，吹气量每次500~600ml。

（2）对口唇创伤和牙关紧闭的患者，可捏闭口唇进行口对鼻人工呼吸。

（3）操作结束后，将抢救的效果、下一步的处理意见和预后告知相关人员。

（4）抢救中动作规范准确，体现出爱护患者的意识，表现出良好的职业素质。

◆ **知识链接**

----

1. 口腔执业医师实践技能考试第二站考试内容 包括基本操作技术和基本急救技术。基本急救技术包括人工呼吸、吸氧术、胸外心脏按压、血压测量。考试过程中注重考查考生操作技术及爱伤意识。其中本节人工呼吸是基本急救项目的其中一项，为第二站选考项目。考试方法：学生在人体模型上操作。

2. 评分标准（表12-1）

表12-1　人工呼吸评分标准

学生姓名		性别		年龄		班级	
练习项目	项目细化		权重分	评分		备注	
人工呼吸	人工呼吸的准备		1				
	人工呼吸的操作		3				
	提问作答		1				
	考生素质		1				
合计			6				

教师签名：＿＿＿＿＿＿＿＿

◆ 考点提示

（1）操作前首先确定患者状况。

（2）检查呼吸道是否通畅，正确打开气道并保持。

（3）抢救过程操作规范，应注意体现出爱护患者的意识，表现出良好的职业素质。

◆ 思考题

1. 对成人进行口对口吹气时，吹气的频率为（　　　）

　　A. 10~12 次/分钟　　B. 20~24 次/分钟　　C. 5~6 次/分钟　　D. 12~20/分钟

　　E. 8~10 次/分钟

正确答案：D

答案解析：开始时迅速连续吹入 3~4 次，以后吹气频率维持在每分钟 12~20 次，吹气量每次 500~600ml。

2. 成人人工呼吸时打开气道时最常用的方法是（　　　）

　　A. 仰头举颏法　　　　　　　　　　B. 双手推举下颌法

　　C. 托颏法　　　　　　　　　　　　D. 环状软骨压迫法

　　E. 单手托颈法

正确答案：A

答案解析：保持呼吸道通畅最常使用仰头举颏法，即一手抬起患者的颈部，使其后仰，另一手置于其前额，使头向后仰，使患者下颌与耳垂的连线与地面垂直。

实训十三

胸外心脏按压

◈ **病例导入**

患者，女性，51 岁。突发晕厥。经检查，患者深昏迷，呼之不应，颈动脉搏动未扪及，呼吸消失。

◈ **知识要点**

胸外心脏按压适用于各种创伤、电击、溺水、窒息、心脏疾病或药物过敏等引起的心搏骤停。

◈ **技术操作**

一、学习要点

胸外心脏按压是建立人工循环的主要方法。胸外按压时，血流产生的原理主要是基于胸泵机制及心泵机制，通过胸外按压可维持一定的血液流动，配合人工呼吸可为心脏和脑等重要器官提供一定的含氧的血流，为进一步救治创造条件。

二、操作规程

（一）简易流程

（二）分步流程

▧ 操作前评估

患者神志消失，呼吸、心搏停止。

▧ 操作前准备

判断患者神志消失，呼吸、心搏停止，呼叫抢救的同时，将患者（医学模拟人）就地平卧置于地板上。去枕，解开衣扣，松解腰带（图 13 - 1）。检查并保持患者呼吸道畅通。

图 13 - 1　解开衣扣，松解腰带

▧ 操作方法

▊ 按压部位 ▊

胸骨中下 1/3 处（图 13 - 2）。

图 13 - 2　按压部位

| 按压手法 |

◆ 一手掌根部放于按压部位，另一手压在此手背上，双手指互扣，仅以掌根部接触按压部位（图13-3）。

图13-3 双手指互扣，仅以掌根部接触按压部位

◆ 双臂位于患者胸骨的正上方，双肘关节伸直，利用上身重量垂直有节奏下压（图13-4），不能冲击式按压，按压时间与放松时间比为1:1。

图13-4 双肘关节伸直，利用上身重量垂直有节奏下压

| 按压深度 |

使胸骨下陷至少5cm，而后迅速放松，反复进行。

| 按压频率 |

每分钟100~120次。

| 有效按压指标 |

◆ 按压时能扪及大动脉搏动。

◆ 患者面色、口唇、指甲及皮肤色泽转红。

◆ 扩大的瞳孔缩小，出现对光反射。

◆ 出现自主呼吸。

◆ 神志逐渐恢复。

三、注意事项

（1）按压部位必须准确，过高可伤及大血管；偏离胸骨可引起肋骨骨折；过低可伤及腹部脏器或引起胃内容物反流。

（2）按压力度适当，过重易造成损伤；过轻起不到应有作用。

（3）放松时，术者手掌不能离开按压部位，以免造成错位。

（4）单人抢救时，每按压 30 次，俯身做口对口人工呼吸 2 次。

（5）按压 5 个循环周期约 120 秒对患者做一次判断，包括触摸颈动脉与观察患者自主呼吸恢复的情况。

◆ **知识链接**

1. **口腔执业医师实践技能考试第二站考试内容** 包括基本操作技术和基本急救技术。基本急救技术包括人工呼吸、吸氧术、胸外心脏按压、血压测量。考试过程中注重考查考生操作技术及爱伤意识。其中本节胸外心脏按压是基本急救项目的其中一项，为第二站选考项目。考试方法：学生在人体模型上操作。

2. **评分标准（表 13 - 1）**

表 13 - 1 胸外心脏按压评分标准

学生姓名		性别		年龄		班级	
练习项目		项目细化		权重分	评分		备注
胸外心脏按压		准备工作		2			
		操作过程		5			
		提问作答		1			
		合计		8			
教师签名： _____							

◆ **考点提示**

（1）按压部位为胸骨中下 1/3 处，按压过程中力度适当，手掌不能离开按压部位。

（2）按压频率为 100 ～ 120 次/分钟。

（3）抢救过程操作规范，应注意体现出爱护患者的意识，表现出良好的职业素质。

◆ **思 考 题**

1. 心肺复苏指南中胸外按压的部位为（　　）

   A. 胸骨中下 1/3 处　　　　　　　　B. 心尖部

   C. 胸骨中段　　　　　　　　　　　D. 胸骨左缘第五肋间

   E. 胸骨上中 1/3 处

正确答案：A

答案解析：记忆题。按压部位为胸骨中下 1/3 处。

2. 现场进行徒手心肺复苏时，患者的正确体位是（　　）

   A. 侧卧位　　　　　　　　　　　　B. 仰卧在比较舒适的软床上

   C. 仰卧在坚硬的平面上　　　　　　D. 俯卧位

   E. 半卧位

正确答案：C

答案解析：在进行心肺复苏时，需将患者置于坚硬的平面上（如地板），并去枕平卧。

实训十四

吸氧术

◆ 病例导入

患者，女性，55 岁。因发作性胸闷、咳嗽就诊，诊断为支气管哮喘。医嘱予糖皮质激素吸入治疗后，给予鼻导管低流量、持续性湿化吸氧。

◆ 知识要点

吸氧术是供给患者氧气，通过给氧，可提高动脉血氧分压和动脉血氧饱和度，改善组织缺氧、低氧状态，促进机体正常代谢，维持机体生命活动，是一项基本抢救和治疗技术。

◆ 技术操作

一、学习要点

纠正各种原因造成的缺氧状态，提高动脉血氧分压和动脉血氧饱和度，增加动脉血氧含量，促进组织的新陈代谢，维持机体生命活动。

二、操作规程

（一）简易流程

（二）分步流程

📐 操作前评估

了解患者缺氧情况。

📐 操作前准备

| 医师准备 |

洗手，戴帽子、口罩。

| 物品准备 |

氧气瓶、一次性吸氧管、湿化液（灭菌蒸馏水）、治疗碗内盛温开水、棉签、胶布、弯盘、手电筒、笔、用氧记录单。

📐 操作方法

| 准备 |

向患者解释吸氧目的，取得患者同意。用手电筒检查患者鼻腔，用湿棉签清洁两侧鼻孔（图 14-1）。协助患者取得舒适卧位。

图 14-1　用湿棉签清洁鼻孔

| 安装连接 |

安装好氧气流量表，连接湿化瓶（内含适量湿化液），根据病情选择鼻导管、鼻塞或面罩。

║ 检查氧气流出是否通畅 ║

打开出氧开关，将氧气连接管放入水中，检查氧气流出是否通畅。

║ 调节氧流量 ║

根据病情调节氧流量，再将经液状石蜡润滑的鼻导管插入鼻孔或用鼻塞塞入一侧鼻孔或固定氧气面罩（图14-2）。

图14-2 固定氧气面罩

║ 固定并记录 ║

用胶布将鼻导管外露端固定在患者鼻梁或适当位置上。记录开始给氧时间、氧流量。

║ 停止吸氧 ║

取下鼻导管或鼻塞或面罩，关流量表及总开关，放余气，清洁患者面颊部并去除胶布痕迹，记录给氧时间和流量。

三、注意事项

（1）严格遵守操作规程，注意用氧安全，做好"四防"，即防火、防震、防油、防热。

（2）吸氧过程中，需要调节氧流量时，应当先将患者鼻导管取下，调节好氧流量后再与患者连接。停止吸氧时，先取下鼻导管，再关流量表。

（3）吸氧时，注意观察患者脉搏、血压、精神状态等有无改善，及时调整给氧浓度。

（4）湿化瓶每次用后均需清洗、消毒。

（5）氧气筒内氧气不可用尽，压力表上指针降至 $5kg/cm^2$ 时，不可使用。

（6）对未用或已用空的氧气筒应分别放置并挂"满"或"空"的标记，以免急用时搬错而影响抢救工作。

◆ **知识链接**

1. 口腔执业医师实践技能考试第二站考试内容 口腔基本操作技能和临床基本急救技术。考试过程中注重考查考生口腔基本操作技能、临床基本急救技术。吸氧术是临床基本急救技术项目中的一项，为第二站选考项目。学生操作时应着装（白大衣）整洁，语言文明，与患者沟通时应态度和蔼，操作前告知患者，操作中应动作轻柔，爱护患者，操作结束后应告知患者注意事项。考试方法：由考生对模拟人进行操作。

2. 评分标准（表 14 - 1）

表 14 - 1 吸氧术评分标准

学生姓名		性别		年龄			班级	
练习项目	项目细化	权重分	评分	备注				
吸氧术	吸氧指征	1		"心源性疾病""肺源性疾病"或"脉速"等				
	物品准备	2		（1）氧气装置。含氧气瓶、流量表、扳手 （2）鼻导管或鼻塞。①清洁鼻导管或鼻塞；②检查是否通畅（每项0.5分） （3）湿化瓶。①是否准备；②有灭菌蒸馏水或洁净水（每项0.5分）				
	操作方法	4		（1）开启给氧装置。①开氧气总开关；②开流量表；③连接湿化装置；④氧气是否通畅（1分） （2）放置鼻导管或鼻塞。①导管长度测量（鼻尖至耳垂的2/3长度）（1分）；②清洁鼻腔；③湿润导管前端；④轻柔操作，自鼻孔向上向后插入鼻咽腔；⑤无呛咳后固定（1分） （3）调节氧流量。①轻度缺氧2L/min；②中度缺氧2~4L/min；③重度缺氧4~6L/min（1分） （4）停氧。①取下鼻导管或鼻塞；②关流量表及总开关；③放余气；④清洁患者面颊部（1分）				
	注意事项	1		（1）检查及更换导管。①检查给氧是否通畅；②持续给氧，每日更换导管2次，双侧鼻孔交替（0.25分） （2）及时观察患者。①及时清除分泌物；②视病情调节氧流量（0.5分） （3）正确放置氧气。①避明火；②禁吸烟（0.25分）				
	提问作答	1		除面罩给氧法外，还有哪些吸氧方法？				
	考生素质	1		着装整洁、操作前能告知患者、语言文明、操作细致、爱护患者，医嘱				
合计		10						
教师签名：_____								

◆ **考点提示**

吸氧方法 面罩给氧、单侧鼻导管法、双侧鼻导管法、漏斗法、鼻塞法、氧气枕法、高压氧舱等。

◆ **思 考 题**

1. 以下哪些是吸氧术的适应证( )

A. 通气不足见于药物和某些疾病引起的呼吸抑制，如慢性阻塞性肺疾病

B. 肺内气体弥散功能障碍如间质性肺炎、间质性肺水肿等

C. 通气/灌注比例失调常见于慢性阻塞性肺疾病、肺大面积炎症性实变、肺不张等

D. 其他原因引起的缺氧，如心力衰竭、心肌梗死、休克、昏迷及一氧化碳中毒等所致的呼吸困难

E. 以上均是

正确答案：E

答案解析：吸氧术的适应证：①通气不足见于药物和某些疾病引起的呼吸抑制，如慢性阻塞性肺疾病；②肺内气体弥散功能障碍如间质性肺炎、间质性肺水肿等；③通气/灌注比例失调常见于慢性阻塞性肺疾病、肺大面积炎症性实变、肺不张等；④其他原因引起的缺氧，如心力衰竭、心肌梗死、休克、昏迷及一氧化碳中毒等所致的呼吸困难。

2. 以下哪项是中度缺氧的给氧量( )

A. 2L/min   B. 2~4L/min   C. 4~6L/min   D. 4L/min

E. 6L/min

正确答案：B

答案解析：中度缺氧的给氧量为 2~4L/min。

◆ **病例导入**

患者，男性，20岁。全口卫生状况不良、牙龈红肿、刷牙出血就诊，经检查后诊断为慢性牙龈炎。医嘱予全口龈上洁治后，应每天使用巴斯刷牙法刷牙。

◆ **知识要点**

巴斯刷牙法又称龈沟清扫法或水平颤动法。此法适合所有人群及做过牙周手术的患者，清洁能力较强。能有效地去除牙颈部、龈缘附近及龈沟内的牙垢和菌斑。可按摩牙龈，避免造成楔状缺损及牙龈萎缩。

◆ **技术操作**

一、学习要点

去除牙颈部、龈缘附近及龈沟内的牙垢和菌斑。

二、操作规程

（一）简易流程

（二）分步流程

▨ 操作前评估

了解口腔卫生情况。

▨ 操作前准备

软毛牙刷、牙模型。

▨ 操作方法

▎ 刷上下前牙唇面、后牙颊舌面 ▎

◆　左手持牙模型，右手持牙刷从牙模型正面进入，将刷头置于牙颈部龈缘处，刷毛向牙根方向（图15-1），使之与牙长轴约成45°。

图15-1　刷毛指向牙根方向

◆　刷毛轻压入龈沟（图15-2），以2~3颗牙为一组，以短距离水平颤动数次。

图15-2　刷毛轻压入龈沟

◆　将牙刷向牙冠方向转动，拂刷唇（颊）、舌（腭）面（图15-3）。

图 15 - 3　牙刷向牙冠方向转动

刷上下前牙舌面

移至下一组 2 ~ 3 颗牙的位置重新放置，注意放置要有 1 ~ 2 颗牙的位置重叠。刷上前牙舌（腭）面时将刷头竖放在牙面上（图 15 - 4），使前部刷毛接触龈缘或进入龈沟，做上下提拉颤动，自上而下刷，不做来回刷。刷下前牙舌面时，自下而上拂刷。

图 15 - 4　刷上前牙舌（腭）面

刷咬合面

刷毛指向咬合面，稍用力做前后来回刷（图 15 - 5）。

图 15 - 5　刷咬合面

| 刷牙时间和次数 |

每次刷牙2分钟，每天刷牙2次。

三、注意事项

（1）刷牙的时间。建议每次刷牙时间至少2分钟。

（2）刷牙次数。每天至少要早晚各刷一次，晚上睡前刷牙更重要。

（3）每个牙面都要刷到，不能遗漏。

◆ **知识链接**

1. 口腔执业医师实践技能考试第二站考试内容　巴斯刷牙法是口腔操作项目的其中一项，为第二站必考项目。考试过程中注重考查考生刷牙的操作过程及注意事项等。考试方法：考生边讲述边在模型上演示，注意不得使牙刷从模型后方进入。

2. 评分标准（表15-1）

表15-1　巴斯刷牙法评分标准

学生姓名		性别		年龄		班级	
练习项目	项目细化				权重分	评分	备注
巴斯刷牙法	手持刷柄，刷毛头置于牙颈部，使之与牙长轴约成45°				0.5		
	刷毛轻压入龈缘，2~3颗牙为一组，以短距离2~3mm水平颤动数次。然后将牙刷向牙冠方向转动，刷唇（颊）、舌（腭）面。移至下一组2~3颗牙的位置重新放置，注意放置要有1~2颗牙的位置重叠				0.5		
	刷上前牙舌（腭）面时将刷头竖放在牙面上，使前部刷毛接触龈缘或进入龈沟，做上下提拉颤动，自上而下刷，不要来回刷。刷下前牙舌面时，自下而上拂刷。刷颊舌（腭）面要依顺序刷上下颌牙弓唇（颊）舌面的每个部位，不要有遗漏				0.5		
	刷咬合面手持刷柄，刷毛指向咬合面，稍用力做前后来回刷				0.5		
	检查有无遗漏				0.5		
	讲述刷牙时间及刷牙次数				0.5		
合计					3		

教师签名：＿＿＿＿＿＿

◆ **考点提示**

这项操作是必考题，学生容易出现牙刷位置和刷毛方向放置错误，短距离水平震颤次数不够，移动牙刷后没有注意重叠，遗漏牙面，拂刷次数及时间不够等问题。

◆ **思考题**

1. 以下刷牙过程哪项是错误的(　　　)

　　A. 手持刷柄，刷毛置于牙颈部，使之与牙长轴成45°

　　B. 刷上前牙舌（腭）面时将刷头竖放在牙面上，使前部刷毛接触龈缘或进入龈沟，做上下提拉颤动，自上而下刷，不要来回刷。刷下前牙舌面时，自下而上拂刷

　　C. 刷颊舌（腭）面，要依顺序刷上下颌牙弓唇（颊）舌面的每个部位，不要有遗漏

　　D. 刷咬合面，手持刷柄，刷毛指向咬合面，稍用力做左右来回刷

　　E. 刷完应检查有无遗漏的牙位

正确答案：D

答案解析：刷咬合面，手持刷柄，刷毛指向咬合面，稍用力做前后来回刷。

2. 对巴斯刷牙法的描述以下哪项说法是错误的(　　　)

　　A. 巴斯刷牙法又称龈沟清扫法或水平颤动法

　　B. 此法适合所有人群及做过牙周手术的患者，清洁能力较强

　　C. 在操作过程中选取硬毛牙刷

　　D. 能有效地去除牙颈部、龈缘附近及龈沟内的牙垢和菌斑

　　E. 可按摩牙龈，避免造成楔状缺损及牙龈萎缩

正确答案：C

答案解析：硬毛牙刷易造成牙龈损伤，因此C选项是错误的。

实训十六

窝沟封闭术

◈ **病例导入**

患儿，男性，8岁。临床检查16、26、36、46 验面窝沟较深，未见明显龋坏，正位萌出。

◈ **知识要点**

窝沟封闭术是指不损伤牙体组织，将窝沟封闭材料涂布于牙冠咬合面、颊舌面的窝沟点隙，当它流入并渗透窝沟后固化变硬，形成一层保护性的屏障，覆盖在窝沟上，能够阻止致龋菌及酸性代谢产物对牙体的侵蚀，以达到预防窝沟龋的方法。窝沟封闭是一种无痛、无创伤预防窝沟龋的方法。

◈ **技术操作**

一、学习要点

窝沟封闭术的适应证及操作步骤。

二、操作规程

（一）简易流程

（二）分步流程

操作前评估

◆ 适应证。窝沟深（尤其是可以插入探针）；其他牙齿特别是对侧同名牙患龋，或有患龋倾向。

◆ 非适应证。粭面无深的窝沟点隙，自洁作用好，患较多邻面龋损者，牙萌出四年以上未患龋，牙齿尚未正常萌出，被牙龈覆盖，患者不合作，已做完充填的。

操作前准备

器械准备

低速手机、光固化灯。

材料准备

小毛刷、干棉纱球、干棉卷、三用枪、清洁剂、酸蚀剂、窝沟封闭剂、尖锐探针、治疗盘。

操作方法

清洁牙面

首先应对窝沟做彻底清洁（图16-1），方法是在低速手机上装好锥形小毛刷或橡皮杯，蘸上适量清洁剂刷洗牙面，也可以采用干刷。清洁剂可以用浮石粉或不含氟牙膏，要注意不使用含有油质的清洁剂或过细磨料。彻底冲洗牙面后应冲洗漱口，去除清洁剂白陶土等，再用尖锐探针清除窝沟中残余的清洁剂。

图16-1　清洁牙面

▍ 酸蚀 ▍

清洁牙面后即用干棉纱球隔湿，将牙面吹干后放置酸蚀剂，酸蚀面积应为接受封闭的范围，一般为牙尖斜面的 2/3；恒牙酸蚀的时间为 20～30 秒，乳牙酸蚀 60 秒（图 16－2）。

图 16－2　酸蚀牙面

▍ 冲洗和干燥 ▍

水枪加压冲 10～15 秒，如用含磷酸的凝胶酸蚀，冲洗时间应加倍；冲洗后立即用干棉卷隔湿；用无油无水的三用枪吹干牙面约 15 秒（图 16－3）。

图 16－3　冲洗、干燥牙面

▍ 涂布窝沟封闭剂 ▍

涂布窝沟封闭剂，注意应使封闭剂渗入窝沟，排出窝沟内的空气，封闭剂覆盖全部酸蚀牙面（图 16－4）。

图 16 - 4　涂布封闭剂

| 固化 |

到牙尖的照射距离约 1mm，光固化 20 ~ 40 秒（图 16 - 5）。

图 16 - 5　固化

| 检查 |

固化程度；有无遗漏或未封闭的窝沟；粘接情况，有无气泡（图 16 - 6）。

图 16 - 6　检查

三、注意事项

（1）清洁时首先注意必须用机用小毛刷配合三用枪进行牙面窝沟的清洁，单独使用三用枪达不到清洁效果；其次不能忽视上颌磨牙舌（腭）沟和下颌磨牙颊沟的清洁，如果有的窝沟在机用小毛刷清洁后仍有软垢存留，可用探针配合三用枪清洁。

（2）注意酸蚀剂涂布的面积不能过大，否则可能腐蚀牙龈；另外，还应注意隔湿，防止舌体运动触及酸蚀剂导致的腐蚀；下颌磨牙的颊沟、上颌磨牙的舌（腭）沟要酸蚀到，不要遗漏；无论是上颌磨牙，还是下颌磨牙，视野不是十分清楚时应配合使用口镜，避免遗漏牙面窝沟的酸蚀。

（3）注意防止三用枪有油和水污染，可在干燥前先试一下三用枪，确保气枪仅有压缩空气时再吹干牙面，防止水油气混合影响干燥效果；当干燥上颌磨牙窝沟时，控制气枪，使气流不要太大，以免溅起唾液污染牙面；干燥过程中如果唾液分泌太多，可以同时配合使用吸唾器。

（4）注意涂布封闭剂前，应确认牙面处于干燥状态；封闭剂不要涂得太多，以免形成咬合高点，导致封闭剂过早脱落；封闭剂应涂在窝沟处，尖嵴不要涂布，以免影响咬合；涂布过程中应避免气泡产生，可用小毛刷或探针排除气泡。

（5）为避免交叉感染，一般光固化灯头都套有灯套，在固化时应避免灯套接触封闭剂，导致封闭剂表面形态改变；另外，严格按照产品说明和光固化灯的强度操作，保证封闭剂完全固化。

（6）注意不要遗漏下颌磨牙颊沟和上颌磨牙舌（腭）沟的检查；注意𬌗面远中窝沟、下颌磨牙颊沟和上颌磨牙舌（腭）沟的封闭剂过多波及龈缘，调磨时应避免对牙龈的损伤。

（7）建议做完封闭，最好在3~6个月复查一次。以后每年做口腔常规检查时，应同时检查封闭的牙齿，以便及时发现有无封闭剂脱落的情况，及时给予修补。

◆ **知识链接**

1. 口腔执业医师实践技能考试第二站选考项目内容　窝沟封闭术是口腔基本操作技术的其中一项。考试过程中注重考查考生操作的过程及注意事项等。考试方法：考生自主在离体磨牙上操作。

2. 评分标准（表 16 - 1）

表 16 - 1 窝沟封闭术评分标准

学生姓名		性别		年龄		班级	
练习项目	项目细化		权重分		评分	备注	
窝沟封闭术	器械准备		2			清洁牙面、酸蚀、冲洗和干燥、涂布封闭剂、固化、检查	
	操作过程		6				
	说出注意事项		2				
	合计		10				

教师签名：_____

◆ 考点提示

窝沟封闭术步骤 清洁牙面、酸蚀、冲洗和干燥、涂布封闭剂、固化、检查。

◆ 思考题

1. 患儿，男性，8岁。第一恒磨牙窝沟着色且能插入探针，疑有龋坏，此儿童的第一恒磨牙应选用以下哪种预防治疗措施（　　）

    A. 窝沟封闭　　　　B. 现场试验　　　　C. 局部用氟　　　　D. 口腔健康教育

    E. 充填治疗

正确答案：A

答案解析：患儿，8岁，第一恒磨牙萌出不久，窝沟深且能插入探针，属于窝沟封闭的适应证。

2. 酸蚀应用的最合适的磷酸浓度是（　　）

    A. 10% ~ 20%　　　B. 20% ~ 30%　　　C. 30% ~ 40%　　　D. 40% ~ 50%

    E. 85%

正确答案：C

答案解析：一般酸蚀最合适的磷酸浓度为37%。

3. 关于窝沟封闭的概念以下哪项是不正确的（　　）

    A. 少量去除牙体组织

    B. 在咬合面、颊面或舌面的点隙裂沟涂布一层黏结性树脂

    C. 保护牙釉质不受细菌及代谢产物侵蚀

    D. 最终达到预防龋病发生

正确答案：A

答案解析：窝沟封闭时无须去除牙体组织。

4. 临床上针对学龄儿童最常采用的防龋措施是(　　)

    A. 窝沟封闭   B. 定期洁治

    C. 用含氟牙膏刷牙   D. 口服氟片

    E. 氟水漱口

正确答案：A

答案解析：学龄前儿童更适合做窝沟封闭。指导家长帮助孩子使用低含氟牙膏进行刷牙是家庭中针对3~6岁学龄前儿童预防龋病的主要措施。

5. 窝沟封闭成功的关键是(　　)

    A. 酸蚀时间长   B. 酸蚀面积大

    C. 光固化时间适宜   D. 涂布封闭剂有气泡

    E. 酸蚀后不被唾液污染

正确答案：E

答案解析：酸蚀后如果被唾液污染，窝沟封闭剂就不能很好地与牙体组织粘接，后期容易脱落。

6. 医师在1周前做的10例窝沟封闭中，有4例封闭脱落，分析其失败的最主要的原因是(　　)

    A. 牙面清洁不彻底   B. 酸蚀面积太小

    C. 酸蚀时间不够   D. 酸蚀后唾液污染

    E. 光固化的时间太短

正确答案：D

答案解析：酸蚀牙面干燥后呈白色雾状外观，如果酸蚀后的牙釉质没有这种现象，应重复酸蚀。操作中要确保酸蚀牙面不被唾液污染，如果发生唾液污染，则应再冲洗牙面，彻底干燥后重新酸蚀60秒。这是窝沟封闭失败的主要原因。

◆ **病例导入**

患者，女性，35 岁。左下后牙进食甜食酸痛 1 周。临床检查及辅助检查发现左下 6 近中邻𬌗面中龋，要求补牙前窝洞制备。

◆ **知识要点**

窝洞制备是指通过牙体外科手术将龋坏组织去净，并按要求制备成一定形状的洞，以容纳和支持修复材料。磨牙 Ⅱ 类洞为发生于磨牙和前磨牙邻面龋损所制备的窝洞。包括磨牙和前磨牙的邻面洞、邻𬌗面洞、邻颊面洞、邻舌面洞和邻𬌗邻面洞。磨牙 Ⅱ 类洞制备术包括邻面梯形固位形和𬌗面鸠尾固位形。

◆ **技术操作**

一、学习要点

磨牙 Ⅱ 类洞洞形设计、制洞的方法和操作要点。

二、操作规程

（一）简易流程

（二）分布流程

◣ **器械准备**

高速涡轮机、三用枪、裂钻、球钻、倒锥钻、牙周探针。

▌ 操作方法

| 邻面洞制备 |

　　用喷水冷却的涡轮裂钻从牙的近中或远中边缘嵴钻入。采用间断点磨方式钻磨牙体组织。在向深处钻磨的同时应向颊舌方向扩展至自洁区，形成微向外敞的颊、舌壁，洞壁和釉柱方向保持一致，去除无基釉；龈壁位置定在釉牙骨质界殆方 0.5～1mm 处，龈壁平直，邻面洞深 1.0～1.5mm。轴壁与牙长轴平行，与牙邻面弧度一致；邻面洞外形为略向殆面聚拢的梯形（图 17－1）。

图 17－1　邻面洞制备

| 殆面洞制备 |

　　为鸠尾形，邻面洞向咬合面扩展，包括窝沟在内形成鸠尾洞形的膨大部。在颊舌尖之间缩窄，形成鸠尾峡部，峡部宽度一般在后牙为所在颊舌牙尖间距的 1/4～1/3，前牙为邻面洞舌方宽度 1/3～1/2。鸠尾峡部与轴髓线角不能重叠，轴髓线角应圆钝。殆面深 1.5～2.0mm。邻面洞与咬合面洞内各点线角要求清晰（图 17－2）。

图 17－2　殆面洞制备

修整检查洞形

用倒锥钻及裂钻修整殆面及邻面，要求底平、壁直，点、线角清晰且圆钝，轴髓线角圆钝。保留牙尖、斜嵴，剩余牙体组织有足够的抗力，无薄壁弱尖。

三、注意事项

（1）邻面形态呈梯形，龈阶位于釉牙骨质界殆方 1mm 左右，深度为釉牙骨质界内 0.5～1mm。

（2）殆面鸠尾的峡部位于颊、舌尖之间，轴髓线角的内侧；鸠尾峡小于邻面洞宽，与邻面洞宽比例为 1∶2 或 2∶3；小于膨大部洞宽。鸠尾峡的膨大部位于中央窝，颊、舌侧对称膨出；小于邻面洞宽，殆面深度在釉牙本质界下 1mm。

（3）制备洞形时须去净龋坏组织，尽量保留健康牙体组织。同时注意保护牙髓组织，避免意外穿髓；要有良好的抗力形、固位形；选用合适的支点，钻针方向与咬合面垂直。

◆ **知识链接**

1. 口腔执业医师实践技能考试第二站考试内容　考试过程中注重考查考生无菌观念、爱伤意识、器械的正确使用和医患体位。如出现穿髓孔，则该项目为"0"分。本节磨牙复面洞制备术是基本操作技术项目的其中一项，为第二站选考项目。考试方法：学生自主在离体磨牙上制备复面洞。

2. 评分标准（表 17 −1）

表 17 −1　磨牙 Ⅱ 类洞制备术评分标准

学生姓名		性别		年龄		班级	
练习项目	项目细化		权重分	评分	备注		
磨牙Ⅱ类洞制备术	操作过程	握持方式及支点	2		左手将离体牙固定握持，操作中殆面始终朝向上方，不能随意翻转		
			2		右手持笔式握持机头，右手以环指或中指为支点		
		操作程序	6		由边缘嵴入钻，先预备邻面洞，向牙颈部加深的同时向颊舌方向扩展		
			8		由邻面向殆面中央扩展，形成鸠尾		
		操作动作	2		点磨，喷水冷却，直接进入欲达深度，钻针方向始终与牙长轴平行		
	合计		20				

教师签名：＿＿＿＿＿＿＿＿

◆ **考点提示**

制备窝洞操作时，应自始至终保持正确体位、术式和支点；用手机和钻针时，必须间断切割。尽量避免切割不必要磨除的健康牙体组织。𬌗面鸠尾峡的位置必须位于轴髓线角内侧。

◆ **思 考 题**

1. G. V. Black 窝洞分类中Ⅱ类洞是指（　　　）

　A. 发生在窝沟的龋损所制备的洞　　　　B. 发生在前牙舌面龋损所制备的洞

　C. 发生在前牙邻面龋损所制备的洞　　　D. 发生在后牙邻面龋损所制备的洞

　E. 以上都不正确

正确答案：D

答案解析：发生于后牙邻面的龋损所制备的窝洞，称为Ⅱ类洞。包括磨牙和前磨牙的邻面洞、邻𬌗面洞和邻颊（舌）面洞，以磨牙邻（𬌗）面洞为典型代表。

2. 磨牙复面洞制备时𬌗面鸠尾峡的宽度为邻面边缘嵴处洞口宽度的（　　　）

　A. 1/10　　　　　B. 1/5　　　　　C. 1/4　　　　　D. 1/3

　E. 1/2

正确答案：D

答案解析：磨牙复面洞制备时𬌗面鸠尾峡的宽度为邻面边缘嵴处洞口宽度的 1/2 或 1/3。

3. 𬌗面鸠尾峡的底部位于釉牙本质界𬌗方下（　　　）

　A. 0.2mm　　　　B. 0.5mm　　　　C. 1mm　　　　D. 2mm

　E. 3mm

正确答案：C

答案解析：𬌗面鸠尾峡的底部位于釉牙本质界𬌗方下 1mm。

实训十八

开髓术

◈ **病例导入**

　　患者，女性，35 岁。右下后牙疼痛 3 个月，疼痛加重 3 天。临床检查及辅助检查显示 46 急性牙髓炎。

◈ **知识要点**

　　开髓术是牙体牙髓治疗的首要步骤，必须熟练掌握。开髓窝洞制备的形状、大小和方向应与牙髓腔解剖形状相同。既要将髓室顶揭除干净，又不能过多破坏健康牙体组织，要保留髓壁、髓室底和根管口的自然形态。操作应规范、到位，保证后续治疗的顺利。

◈ **技术操作**

一、学习要点

　　形成可用根管治疗器械经开髓窝洞进入根管口到达根尖的直线通路。

二、操作规程

（一）简易流程

（二）分步流程

操作前评估

器械握持方法

右手执笔式握机头，以环指做支点。左手将离体牙固定握持，操作中𬌗面始终朝向上方，不能随意翻转。

开髓位置洞形

◆ 上颌前牙。舌面窝中央近舌隆突处呈底朝向切缘、尖朝向牙颈部的圆钝三角形。

◆ 下颌前牙。舌隆突上方的切龈径长，近远中径窄的椭圆形。

◆ 上颌前磨牙。𬌗面中央开髓洞形呈椭圆形，颊舌径大于近远中径。

◆ 下颌前磨牙。𬌗面中央偏近颊尖进入，洞形为颊舌径略长的椭圆形。

◆ 上颌磨牙。𬌗面中央窝圆三角形，三角形的顶在腭侧，底边在颊侧，其中一腰在斜嵴的近中侧，与斜嵴平行，另一腰与近中边缘嵴平行。

◆ 下颌磨牙。𬌗面中央偏颊侧的圆长方形。

操作前准备

器械准备

高速涡轮机、低速手机、裂钻、球钻、光滑髓针、10#或15#根管锉、离体牙等。

材料准备

一次性治疗盘、棉球。

操作方法

确定开髓位置

调整体位，根据 X 线片测量估算髓腔的形态大小，确定开髓孔位置，选用1#球钻钻入，采用点磨的方法，钻针方向始终与牙长轴平行（图 18 - 1）。

图 18 - 1　钻针方向始终与牙长轴平行

揭髓室顶

于髓角处穿髓，此时应有落空感，进入髓腔后改用低速球钻提拉除净髓室顶，修整髓室侧壁，达到用探针小弯不能钩住髓室顶边缘，并注意钻针不可进入太深，以免损伤髓室底。检查髓室顶是否去净（图 18 - 2）。

图 18 - 2　检查髓室顶

修整髓室侧壁，暴露根管口

修整髓室侧壁去除牙本质领，暴露所有根管口。

探查根管口

用根管锉定位根管口，要求用根管器械自开髓口可直线探入根管，探查根管数目及位置（图 18 - 3）。

图 18 - 3　探查根管口

三、注意事项

（1）正确选择器械，操作过程中应有支点。禁止持续施压钻磨。

（2）充分暴露根管口，不要将髓角误认为根管口。

（3）钻针要与牙长轴平行，避免侧穿。

（4）用探针大弯端对四壁检查，髓室顶要揭净。去除髓室侧壁牙本质领，充分暴露根管口，不应遗漏根管口。

（5）不要过多破坏牙体组织。

◆　**知识链接**

　　1. 口腔执业医师实践技能考试第二站考试内容　考试过程中注重考查基本操作过程、器械的正确使用和医患体位。如有髓室侧穿或髓室底穿孔，则为操作失败，该项目为"0"分。本节开髓术是基本操作项目的其中一项，为第二站选考项目。考试方法：学生自主在离体磨牙上开髓。

　　2. 评分标准（表 18 - 1）

表 18 - 1　开髓术评分标准

学生姓名		性别		年龄		班级	
练习项目	项目细化		权重分	评分	备注		
开髓术	器械选择		2.5		器械选择：高速涡轮机、低速手机、裂钻、球钻、10#或15#根管锉		
	开髓握持方式及支点		2.5		右手执笔式握机头，以环指为支点		
	操作动作及过程		15		①设计入口洞形；②点磨；③揭髓室顶；④修整髓室侧壁；⑤探查根管口		
	合计		20				

教师签名：_____

◆ **考点提示**

正确选择器械，操作过程中有支点。采用点磨的方法。钻针要与牙长轴平行，避免侧穿。

用探针大弯端对四壁检查，髓室顶要揭净。去除髓室侧壁牙本质领，充分暴露根管口，不应遗漏根管口。

◆ **思 考 题**

1. 开髓术操作不正确的是（　　）

    A. 钻针方向与牙长轴平行　　　　　　B. 由较突出的髓角处穿孔进入髓腔

    C. 用球钻提拉式磨除髓顶　　　　　　D. 只要暴露根管口即可

    E. 以上都不正确

正确答案：D

答案解析：髓室顶要揭净。去除髓室侧壁牙本质领，充分暴露根管口，不应遗漏根管口。

2. 髓腔预备的要求如下，除外的是（　　）

    A. 揭髓室顶　　　　　　　　　　　　B. 尽量扩大根管口

    C. 修整髓室侧壁暴露根管口　　　　　D. 按牙位正确开髓

    E. 洞壁与根管连成一线

正确答案：B

答案解析：开髓步骤为设计入口洞形、点磨、揭髓室顶、修整髓室侧壁、探查根管口。不会扩大破坏根管口。

实训十九

龈上洁治术

◆ **病例导入**

患者，女性，45岁。主诉近半年刷牙出血，肿痛。检查见口腔卫生差，龈上结石多，牙龈肿胀明显。行龈上洁治术。

◆ **知识要点**

龈上洁治术是用洁治器械去除龈上菌斑、龈上牙石、软垢和色渍，并磨光牙面，防止或延迟龈上菌斑和牙石的再沉积。用于龈上洁治的器械有超声波洁治器与手动洁治器。

◆ **技术操作**

一、学习要点

去除龈上菌斑、龈上牙石、软垢和色渍，防止或延迟龈上菌斑和牙石的再沉积。

二、操作规程

（一）简易流程

（二）分步流程

◤ 操作前准备

体位调整

◆ 患者体位。洁治下颌牙时下牙咬合平面基本与地面平行，洁治上颌牙时上牙咬合平面与地面成45°~90°。

◆ 医师体位。根据洁治的牙位不同，医师可在患者的7点至2点之间位置，医师的肘部高度与患者的头部水平一致。

器械选择

◆ 镰形洁治器。4把。前牙2把不成对，分直角、大弯形（图19-1）；后牙2把，成对，分左右（图19-2）。

图 19-1 镰形洁治器前牙 2 把，不成对　　图 19-2 镰形洁治器后牙 2 把，成对

◆ 锄形洁治器。2把，成对，分左右（图19-3）。根据所治疗的部位正确选择洁治器。

图 19-3 锄形洁治器 2 把，成对

操作方法

器械放置

将洁治器尖端1~2mm的工作刃紧贴牙面，放入牙石根部，洁治器工作面与牙面角度在45°~90°，以80°为宜。

用力方式

肘、腕部用力，以支点为中心，力传到器械，去除牙石，个别精细部位可用指力。

用力方向

向冠方用力，也可向颊舌侧水平方向用力，但不得向牙龈方向用力。

洁治后检查与处理

用尖探针检查邻面和龈下1~2mm有无残留牙石，用3%过氧化氢溶液冲洗或擦洗洁治区域。

洁治效果

牙石去除干净，无残留色素，牙龈无损伤。

三、注意事项

（1）医患体位。医师肘部的高度应与患者颌面部高度一致。

（2）根据不同位置选择合适器械。

（3）无支点或仅以环指为支点，容易导致牙石不能被有效除去，也会造成器械滑动对牙周组织形成损伤。

（4）操作中洁治器面与牙面的角度保持在45°~90°，以80°最佳。

（5）操作中用力方式不正确，在牙石表面层层刮削，导致牙面残留薄层牙石。应注意肘、腕部用力，将牙石整块去除。

（6）洁治完成后应用3%的过氧化氢溶液冲洗或擦洗治疗区。

◈ **知识链接** 。。

> **1. 口腔执业医师实践技能考试第二站考试内容** 考试过程中注重考查考生无菌观念、爱伤意识、器械的正确使用和医患体位。龈上洁治术是基本操作技术项目的其中一项，为第二站选考项目。考试方法：学生自主在模型上操作。
>
> **2. 评分标准（表 19 – 1）**
>
> 表 19 – 1 龈上洁治术评分标准
>
> | 学生姓名 | | 性别 | | 年龄 | | 班级 | |
> |---|---|---|---|---|---|---|---|
> | 练习项目 | 项目细化 | | | 权重分 | 评分 | | 备注 |
> | 龈上洁治术 | 体位调整 | | | 1 | | | |
> | | 器械选择 | | | 2 | | | |
> | | 器械握持 | | | 1 | | | |
> | | 器械放置和器械角度 | | | 2 | | | |
> | | 施力动作 | | | 2 | | | |
> | | 残石检查 | | | 1 | | | |
> | | 抛光、上药 | | | 1 | | | |
> | 合计 | | | | 10 | | | |
>
> 教师签名：_____

◈ **考点提示** 。。

在洁治时医师的肘部应与患者的头部位置平齐。将洁治器尖端工作刃紧贴牙面，洁治器工作面与牙面角度在 45°～90°，以 70°～80°为宜。肘、腕部用力，以支点为中心，力传到器械，去除牙石，向冠方用力，也可向颊舌侧水平方向用力，但不得向牙龈方向用力。

◈ **思 考 题** 。。

1. 进行超声龈上洁治术时，洁治器尖端刃与牙面呈（　　　　）

　　A. 紧贴　　　　　　B. 80°　　　　　　C. 15°　　　　　　D. 5°

　　E. 0°

正确答案：C

答案解析：超声龈上洁治术时，以握笔式持洁治器，使洁治器工作头的前端与牙面呈 15°角，轻轻接触牙石下方来回移动，利用超声振动击碎牙石。

2. 手动龈上洁治术时，洁治器尖端刃与牙面呈（　　）

A. 紧贴　　　　　　　B. 80°　　　　　　　C. 15°　　　　　　　D. 5°

E. 0°

正确答案：B

答案解析：手动龈上洁治术使用镰形洁治器和锄形洁治器，将洁治器尖端 1～2mm 的工作刃紧贴牙面，放入牙石根部，工作面与牙石角度呈 70°～80° 为宜。用肘、腕部力量，去除牙石。

实训二十

上牙槽后神经阻滞麻醉

◆ **病例导入**

患者，男性，22岁。来我院就诊要求拔除上颌智齿。既往无特殊病史。牙龈无明显红肿，叩痛（－），探诊（－）。2%利多卡因阻滞麻醉下拔除右上8。拔牙前医师行上牙槽后神经阻滞麻醉操作。

◆ **知识要点**

阻滞麻醉是将局部麻醉药液注射到神经干或其主要分支附近，以阻断神经末梢传入的刺激，使被阻断的神经分布区域产生麻醉效果的麻醉方法。上牙槽后神经阻滞麻醉又称上颌结节注射法，用于上颌磨牙的拔除以及相应的颊侧牙龈、黏膜和上颌结节部的手术。

◆ **技术操作**

一、学习要点

上颌磨牙的拔除以及相应的颊侧牙龈、黏膜和上颌结节部的手术。

二、操作规程

（一）简易流程

上牙槽后神经阻滞麻醉

（二）分步流程

▧ 操作前准备

| 医师准备 |

衣帽整洁、洗手消毒、佩戴一次性无菌手套。

| 物品准备 |

一次性口腔器械盒、口镜、麻醉药。

▧ 操作方法

| 体位 |

患者取坐位，半张口，上颌𬌗平面与地平面成45°。

| 进针 |

一般以上颌第二恒磨牙远中颊侧根部前庭沟作为进针点。

| 进针角度和方向 |

注射针与上颌牙的长轴成45°，向上后内方刺入，进针时针尖沿着上颌结节弧形表面滑动（图20-1）。

图20-1 上牙槽后神经阻滞麻醉

| 麻醉深度 |

深约2cm，回抽无血。

注入麻醉药液 1.5～2ml。

操作后效果

除第一磨牙颊侧近中根外的同侧磨牙的牙髓、牙周膜、牙槽突及其颊侧的骨膜、牙龈黏膜。

一般 5～10 分钟后显示麻醉效果。

三、注意事项

（1）阻滞麻醉在神经干附近注射麻醉药以阻断神经传导，由于注射位置一般较深，故须注意严格无菌操作，以免造成深部感染，引起不良后果。

（2）调整体位。患者取坐位，半张口，上颌𬌗平面与地面成45°。

（3）注射麻醉药前应先回抽检查，以免误入血管，然后缓慢注入。

（4）针尖刺入不宜过深，以免刺破上颌结节后方的翼静脉丛引起血肿。

◆ 知识链接

---
1. 口腔执业医师实践技能考试第二站考试内容　考试过程中注重考查考生无菌观念、爱伤意识、器械的正确使用和医患体位。本节上牙槽后神经阻滞麻醉是基本操作技术项目的其中一项，为第二站选考项目。考生边叙述边用注射器在颅骨上实施操作，必要时考官提问。考试方法：考生自主在颅骨上操作。

---

2. 评分标准（表 20-1）

表 20-1　上牙槽后神经阻滞麻醉评分标准

学生姓名		性别		年龄		班级	
练习项目	项目		权重分	评分	备注		
上牙槽后神经阻滞麻醉	体位		2		患者取坐位，半张口，上颌𬌗平面与地面成45°		
	进针点		2		一般以上颌第二恒磨牙远中颊侧根部前庭沟作为进针点		
	进针角度和方向		2		注射针与上颌牙的长轴成45°，向上后内刺入，进针时针尖沿着上颌结节弧形表面滑动		
	进针深度		1		深约2cm		
	回抽		1		回抽无血		
	麻醉药量		1		注入麻醉药1.5~2ml		
	麻醉区域和效果		2		除第一磨牙颊侧近中根外的同侧磨牙的牙髓、牙周膜、牙槽突及其颊侧的骨膜、牙龈黏膜		
	合计		11				

教师签名：_____

◆ **考点提示**

考试过程中注重考查考生无菌观念、爱伤意识、器械的正确使用和医患体位。

◆ **思考题**

1. 上牙槽后神经阻滞麻醉的重要标志是(　　　)

　A. 上颌结节　　　　B. 颧牙槽嵴　　　　C. 牙槽孔　　　　D. 尖牙窝

　E. 颏棘

正确答案：A

答案解析：上牙槽后神经阻滞麻醉又称上颌结节注射法，进针时针尖沿着上颌结节弧形表面滑动，深约2cm，回抽无血，注入麻醉药1.5~2ml。

2. 上牙槽后神经阻滞麻醉患者的最佳体位是(　　　)

　A. 患者取坐位，头直立，大张口，上颌𬌗平面与地平面平行

　B. 患者取坐位，头后仰，半张口，上颌𬌗平面与地平面成45°

　C. 患者取坐位，头后仰，大张口，上颌𬌗平面与地平面成75°

　D. 患者取坐位，头后仰，大张口，上颌𬌗平面与地平面成45°

E. 患者取坐位，头直立，半张口，上颌船平面与地平面成45°

正确答案：B

答案解析：上牙槽后神经阻滞麻醉，患者取坐位，头后仰，上颌船平面与地平面成45°。嘱患者半张口，以上颌第二恒磨牙远中颊侧根部前庭沟作为进针点，注射针与上颌牙的长轴成45°。

3. 上牙槽后神经阻滞麻醉进针深度约为(　　　)

    A. 0.5cm　　　　　　B. 1cm　　　　　　C. 2cm　　　　　　D. 3cm

    E. 4cm

正确答案：C

答案解析：上牙槽后神经阻滞麻醉，患者取坐位，头后仰，上颌船平面与水平面成45°。嘱患者半张口，以上颌第二恒磨牙远中颊侧根部前庭沟作为进针点，注射针与上颌牙的长轴成45°，向上后内刺入，进针时针尖沿着上颌结节弧形表面滑动，深约2cm，回抽无血，注入麻醉药1.5～2ml。

4. 下列关于下牙槽神经阻滞麻醉的描述错误的是(　　　)

    A. 又称为下颌孔注射法或翼下颌注射法

    B. 临床常用口外注射法

    C. 进针点为颊脂垫尖，翼下颌皱襞中点外侧3～4mm

    D. 回抽无血后推注药物

    E. 下唇麻木为注射成功标志

正确答案：B

答案解析：临床常用口内直接注射法。

5. 下牙槽神经阻滞麻醉时，针尖深入组织3.0cm未触及骨面，应(　　　)

    A. 拔出注射针，重新注射　　　　　B. 退出1.0cm，加大进针角度

    C. 退出1.0cm，减小进针角度　　　　D. 退至黏膜下，加大进针角度

    E. 退至黏膜下，减小进针角度

正确答案：B

答案解析：为了防止注射失败，在注射麻醉药之前，应注意观察下颌形态，考虑可能影响下颌孔位置的因素，下颌升支的宽度越大，下颌孔到升支前缘的距离也越大，进针深度应增加；下颌弓越宽，注射针尖应尽量往对侧的磨牙区后靠，即加大与中线所成的夹角角度，以使针头避开下颌骨内斜嵴的阻挡，准确到达下颌孔；下颌角的角度越大，下颌孔的位置也相应变高，注射时进针角度应适当调整。

实训二十一

下牙槽神经阻滞麻醉

◆ **病例导入** ❀

患者，男性，22 岁。来我院就诊，要求拔除下颌智齿。既往无特殊病史。牙龈无明显红肿，叩痛（ － ），探诊（ － ）。2% 利多卡因阻滞麻醉下拔除右下 8。拔牙前医师行下牙槽神经阻滞麻醉操作。

◆ **知识要点** ❀

下牙槽神经阻滞麻醉也称翼下颌注射法，适用于下颌牙的拔除以及下颌牙槽外科手术。针尖一般应达到下牙槽神经进入下颌孔前，在下颌小舌平面以上的下颌神经沟附近，麻醉药可顺该沟流至下颌孔，从而麻醉下牙槽神经。临床上下牙槽神经阻滞麻醉常采用口内直接注射法。

◆ **技术操作** ❀

一、学习要点

麻醉同侧下颌骨、下颌牙、牙周膜、前磨牙至中切牙唇（颊）侧牙龈、黏骨膜及下唇部，以下唇麻木作为注射成功的主要标志。

二、操作规程

（一）简易流程

（二）分步流程

操作前准备

医师准备

衣帽整洁、洗手消毒、佩戴一次性无菌手套。

物品准备

仿头模模型、一次性口腔器械盒、口镜。

操作方法

体位

患者取坐位，大张口，下颌殆平面与地面平行。

进针点

翼下颌皱襞中点外侧 3~4mm。

进针方向

注射器放于对侧第一、二前磨牙之间与中线成45°，自注射标志点刺入达下颌升支内侧骨面。

进针深度

针尖达下颌支内侧骨面，进针约2.5cm，回抽无血。

麻醉用量

注入麻醉药液 1~1.5ml。

操作后效果

麻醉区域

麻醉同侧下颌骨、下颌牙、牙周膜、前磨牙至中切牙唇（颊）侧牙龈、黏骨膜及下唇。

约 5 分钟后，患者即感同侧下唇口角麻木、肿胀、探刺无痛。

三、注意事项

（1）注意局部麻醉的并发症以及操作手法。

（2）行下牙槽神经阻滞麻醉时，为了防止注射失败，在注射麻醉药之前，应注意观察下颌形态，考虑可能影响下颌孔位置的因素，下颌升支的宽度越大，下颌孔到升支前缘的距离也大，进针深度应相应增加；下颌弓越宽，注射针尖应尽量往对侧的磨牙区后靠，即加大与中线所成的夹角角度，以使针头避开下颌骨内斜嵴的阻挡，准确到达下颌孔；下颌角的角度越大，下颌孔的位置也相应变高，注射时进针角度应适当调整。

◆ **知识链接**

> **1. 口腔执业医师实践技能考试第二站考试内容**　考试过程中注重考查考生无菌观念、爱伤意识、器械的正确使用和医患体位。本节下牙槽神经阻滞麻醉是基本操作技术项目的其中一项，为第二站选考项目。考生边叙述边用注射器在颅骨上实施操作，必要时考官提问。考试方法：考生自主在颅骨上操作。
>
> **2. 评分标准（表 21-1）**
>
> 表 21-1　下牙槽神经阻滞麻醉评分标准
>
> | 学生姓名 | | 性别 | | 年龄 | | 班级 | |
> | --- | --- | --- | --- | --- | --- | --- | --- |
> | 练习项目 | 项目细化 | | 权重分 | | 评分 | | 备注 |
> | 下牙槽神经阻滞麻醉 | 体位和医嘱 | | 3 | | | | |
> | | 操作过程 | | 7 | | | | 进针点 |
> | | | | | | | | 进针方向 |
> | | | | | | | | 进针深度 |
> | | | | | | | | 麻醉效果 |
> | | | | | | | | 麻醉区域 |
> | | 合计 | | 10 | | | | |
>
> 教师签名：_____

◆ **考点提示**

考试过程中注重考查考生无菌观念、爱伤意识、器械的正确使用和医患体位。

◆ **思考题**

1. 下列关于下牙槽神经阻滞麻醉的描述错误的是（　　　）

　　A. 又称为下颌孔注射法或翼下颌注射法

　　B. 临床常用口外注射法

　　C. 进针点为颊脂垫尖，翼下颌皱襞中点外侧 3 ~ 4mm

　　D. 回抽无血后推注药物

　　E. 下唇麻木为注射成功标志

正确答案：B

答案解析：临床常用口内注射法。

2. 下牙槽神经阻滞麻醉时，针尖深入组织 3.0cm 未触及骨面，应（　　　）

　　A. 拔出注射针，重新注射　　　　　　B. 退出 1.0cm，加大进针角度

　　C. 退出 1.0cm，减小进针角度　　　　D. 退至黏膜下，加大进针角度

　　E. 退至黏膜下，减小进针角度

正确答案：B

答案解析：为了防止注射失败，在注射麻醉药之前，应注意观察下颌形态，考虑可能影响下颌孔位置的因素，下颌升支的宽度越大，下颌孔到升支前缘的距离也越大，进针深度应增加；下颌弓越宽，注射针尖应尽量往对侧的磨牙区后靠，即加大与中线所成的夹角角度，以使针头避开下颌骨内斜嵴的阻挡，准确到达下颌孔；下颌角的角度越大，下颌孔的位置也相应变高，注射时进针角度应适当调整。

◆ **病例导入**

患者，女性，18 岁。来我院就诊，因正畸需要要求拔除左上 4、左下 4，既往无特殊病史。牙龈无明显红肿，叩痛（－），探诊（－）。阿替卡因浸润麻醉下拔除左上 4、左下 4，拔牙操作。

◆ **知识要点**

牙拔除术是运用全身或局部麻醉，通过手术的方法，将不能再行使口腔功能的牙拔除。牙拔除术是口腔颌面外科的基本技能，也是基层口腔治疗的基本操作项目。

◆ **技术操作**

一、学习要点

通过牙拔除术的操作流程，掌握口腔颌面外科治疗的基本技能。

二、操作规程

（一）简易流程

（二）分步流程

■ 操作前准备

评估

根据病历，切实做好有关核对事项。简要询问病史，有无拔牙禁忌证，必要时做相关检查。

医师准备

衣帽整洁、修剪指甲、仪表符合要求。

医患沟通

向患者简单解释局部麻醉和手术的一般过程及反应，可能出现的问题，争取患者主动配合。

■ 操作方法

体位与准备

◆ 调节好椅位、头位及灯光。拔上颌牙时，上颌𬌗平面与地面成45°，患者的上颌与术者的肩部约在同一水平。拔除下颌牙时，应使患者大张口时下颌𬌗平面与地面平行，下颌与术者的肘关节在同一高度或下颌略低。调节好灯光，术者位于患者右侧。

◆ 患者准备。请患者含漱口腔消毒液。

◆ 术者准备。戴上口罩，洗刷泡手后，戴上无菌手套；铺无菌小方巾。

局部麻醉

◆ 嘱患者张口。

◆ 用1%碘酊消毒注射部位黏膜。

◆ 检查核对麻醉药，根据不同牙位选择局部麻醉方法。进针后回抽无血再推注，注射过程应缓慢，同时观察患者有无任何不适。

◆ 等待麻醉药显效（5~10分钟）。

分离牙龈

核对牙位、使用牙龈分离器，从龈沟插入，沿游离龈分离牙龈达牙槽嵴顶，操作应有支点。

挺松患牙

选择合适的牙挺，插入牙根与牙槽骨之间，牙挺的凹槽对着牙根面，左手保护邻近牙齿，右手持牙挺，以牙槽骨为支点，轻轻旋动牙挺，从近中或远中部位逐渐挺松患牙。

安放拔牙钳

用牙钳夹紧患牙，先做唇舌侧或颊舌侧缓慢摇动，一定程度松动后再用力向外牵引拔出。拔除时应注意对牙龈和对颌牙进行适当保护。单根牙牙根呈锥形者，可以稍加旋转力量拔出；单根牙牙根呈扁平状者及多根牙，应避免旋转力，并顺牙根弯曲方向拔出，切忌扭转。对于某些额外牙、错位牙无法从唇（颊）和舌（腭）面夹持时，可从近、远中方向安放牙钳，拔除患牙（图22-1、图22-2）。

图22-1　安放牙钳　　　　　　　　　　　图22-2　拔除患牙

拔牙窝处理

◆ 拔除患牙后应仔细检查牙根的完整性。

◆ 使用刮匙探查、取出拔牙窝内残片、牙石、肉芽组织等，搔刮创面使渗血充盈牙槽窝（图22-3）。

图22-3　搔刮牙槽窝

◆ 用手指按压颊（唇）舌侧牙龈使其复位（图 22 - 4）。用小块纱布或棉卷放置在拔牙创面上，嘱患者轻轻咬紧，30 分钟后弃除，压迫止血（较大拔牙创口须缝合牙龈）（图 22 - 5）。

图 22 - 4　复位牙槽骨

图 22 - 5　纱布止血

◆ 擦干净患者口周血迹。

操作后处理

术后医嘱

◆ 告知患者拔牙后注意事项，并根据患者具体情况开处方给予抗菌、抗感染、消肿等治疗药物。

◆ 说明拔除牙后修复的时间或复查的时间。

▌ **器械整理** ▐

整理操作使用器械，丢弃污物。

▌ **指导患者** ▐

告知患者伤口防护措施，后期处理计划及拆线时间。

三、注意事项

（1）拔牙前应仔细检查病例，核对牙位。

（2）拔牙时，支点要稳，保护对颌牙。

（3）告知患者拔牙后注意事项、后期处理计划及拆线时间。

◆ **知识链接**

1. 口腔执业医师实践技能考试第二站考试内容 考试过程中注重考查考生无菌观念、爱伤意识、器械的正确使用和医患体位。注意：若牙位错误，则该项目为"0"分。本节牙拔除术是基本操作技术项目的其中一项，为第二站选考项目。考试方法：考生自主在拔牙模型上边叙述边实施操作。

2. 评分标准（表 22 - 1）

表 22 - 1　牙拔除术评分标准

学生姓名		性别		年龄		班级		
练习项目	项目细化					权重分	评分	备注
术前准备	（1）核对病例，简要询问病史，有无拔牙禁忌证，必要时做相关检查（2分） （2）向患者简单解释局部麻醉和手术的一般过程及反应、可能出现的问题，争取患者主动配合（2分） （3）医护衣帽整洁、修剪指甲、仪表符合要求，准备用物如下。①检查盘四件套；②高速涡轮手机；③各类牙钳、牙挺、牙龈分离器、刮匙、持针器、线剪；④棉卷、纱布、止血海绵（6分）					10		
体位与准备	（1）调节好椅位、头位及灯光。拔上、下颌牙时，平面与地面，上下颌与术者肩、肘关节位置关系（5分） （2）嘱患者含漱口腔消毒液（1分） （3）术者戴口罩，洗刷泡手，戴手套；铺方巾（4分）					10		

续表

学生姓名		性别		年龄		班级	
练习项目	项目细化					权重分	评分	备注

练习项目	项目细化	权重分	评分	备注
局部麻醉	（1）嘱患者张口，调节灯光，术者位置（1分） （2）消毒注射部位（1分） （3）检查核对麻醉药，选择局部麻醉方法。进针方法及注意事项（3分）	5		
分离牙龈	（1）核对牙位（1分） （2）使用牙龈分离器，从龈沟插入，沿游离龈分离牙龈达牙槽嵴顶，操作应有支点（1分）	2		
挺松患牙	（1）选择合适的牙挺，插入牙根与牙槽骨之间，牙挺的凹槽对着牙根面（2分） （2）左手保护邻近牙齿，右手持牙挺（1分） （3）以牙槽骨为支点，轻轻旋动牙挺，从近中或远中部位逐渐挺松患牙（2分）	5		
安放拔牙钳	（1）置入牙钳之前再次核对牙位（1分） （2）将牙钳钳喙准确置于患牙的唇舌侧或颊舌侧牙颈部，钳喙长轴应与所拔除牙的长轴平行，钳喙充分向根方伸展，夹紧患牙（3分） （3）确定没有夹持到牙龈（1分）	5		
牙脱位	用牙钳夹紧患牙，先做唇舌侧或颊舌侧缓慢摇动，一定程度松动后再用力向外牵引拔出。拔除时应注意对牙龈和对颌牙进行适当保护。单根牙牙根呈锥形者，可以稍加旋转力量拔出；单根牙牙根呈扁平状者及多根牙，应避免旋转力，并顺牙根弯曲方向拔出，切忌扭转（3分）	3		
拔牙窝处理	（1）检查所拔牙的完整性（1分） （2）搔刮牙槽窝，去除异物，并使之充盈血（1分） （3）复位牙槽窝，压迫止血（1分） （4）擦干净患者口周血迹（1分）	4		
术后	（1）告知拔牙后注意事项、用药、修复时间、拆线时间 （2）器械整理，丢弃污物	1		
合计		45		

教师签名：_____

◆ 考点提示

考试过程中注重考查考生无菌观念、爱伤意识、器械的正确使用和医患体位。

◆ 思考题

1. 临床上最常用的表面麻醉药是（　　　）

   A. 1%普鲁卡因   B. 2%利多卡因

C. 1%～2% 丁卡因 D. 2% 丁哌卡因

E. 2% 普鲁卡因

正确答案：C

答案解析：丁卡因穿透力强，临床上主要用于表面麻醉。麻醉作用较普鲁卡因强 10～15 倍，毒性较普鲁卡因大 10～20 倍。由于毒性大，一般不用于浸润麻醉，即使用于表面麻醉，也应注意剂量。

2. 碘酊用于口腔黏膜消毒的常用浓度为(   )

A. 0.5% B. 1.0% C. 2.0% D. 3.0%

E. 5.0%

正确答案：B

答案解析：碘酊杀菌力强，但刺激性大，故在不同部位使用浓度不同，消毒颌面颈部用 2%；口腔内用 1%；头皮部用 3%。使用后应予脱碘，碘过敏者禁用。

3. 患者拔除上颌第二磨牙，2 小时后仍出血不止。检查发现颊侧牙龈撕裂，渗血明显，最好采用以下哪种方法止血(   )

A. 结扎颈外动脉 B. 碘仿纱条填塞

C. 全身应用止血药物 D. 缝合撕裂牙龈

E. 吸收性明胶海绵 + 纱球压迫

正确答案：D

答案解析：缝合撕裂牙龈，可使微小血管管腔闭塞，从而达到止血效果。

4. 患者，男性，57 岁。拔牙时注射局部麻醉药后立即出现头晕、胸闷、面色苍白、全身冷汗、四肢厥冷无力、脉快而弱、恶心，其发生的局部麻醉并发症应为(   )

A. 晕厥 B. 过敏反应 C. 中毒 D. 神经损伤

E. 颈交感神经综合征

正确答案：A

答案解析：晕厥是一种突发性、暂时性意识丧失。通常是由于一过性中枢缺血所致。一般可因恐惧、饥饿、疲劳及全身健康较差等内在因素，以及疼痛、体位不良等外在因素所引起。临床表现：头晕、胸闷、面色苍白、全身冷汗、四肢厥冷无力、脉搏快而弱、恶心、呼吸困难；重者甚至有短暂的意识丧失。

实训二十三

口内缝合术

◆ **病例导入**

患者，女性，18岁。来我院要求拔除下颌智齿，既往无特殊病史。牙龈无明显红肿，右下8未完全萌出，叩痛（－），探诊（－）。行切开翻瓣，拔除右下8后缝合。拔牙术后口内缝合操作。

◆ **知识要点**

口内缝合术是指在口腔内针对口腔黏膜、牙龈、黏膜下组织、肌组织等进行的外科缝合操作。由于口腔狭小的空间范围，口内缝合的技术要求较高，并有一定的特殊性。

◆ **技术操作**

一、学习要点

将已经切开或外伤断裂的组织、器官进行对合或重建是保证创口良好愈合、防止感染和恢复功能的基本条件。

二、操作规程

（一）简易流程

口内缝合术

（二）分步流程

评估伤口情况

表浅的创口可仅做一层缝合，而深层组织必须逐层缝合肌肉、皮下组织、黏膜和皮肤。

操作前准备

| 医师准备 |

衣帽整洁、修剪指甲、仪表符合要求。

| 物品准备 |

◆ 缝针。包括口内缝合常用弯针、圆针、三角针。

◆ 缝线。常选用 5# 或 3# 黑色丝线。

◆ 持针器。选择不同长短、大小的喙和柄的持针器（图 23 – 1）。

◆ 线剪。口腔黏膜/牙周手术可选用体积较小的钝头剪，常用眼科剪。

◆ 血管钳或组织镊。

◆ 口内缝合器（图 23 – 2）。

图 23 – 1　持针器

图 23 – 2　口内缝合器

操作方法

| 体位与准备 |

◆ 洗手，戴口罩、戴手套（手不可触及手套外面）。

◆ 术者站立位，一手持镊子，另一手持持针器。

◆ 创口消毒（1%碘酊、0.1%氯己定溶液、0.5%碘伏、75%乙醇等）。

进针

◆ 用镊子夹住一侧皮片的中份拉起，距创缘处2~3mm处垂直进针。

◆ 旋转过针，再从另一侧皮片进针，旋转进针，每针间距3~5mm。

◆ 缝合不宜过紧，以防缝合缘内翻，要求两缘轻度外翻突起。每一针缝线的距离一般为2~3mm，缝线之间的组织可有极小的间隙，使少量渗出物得以排出。如创口内翻，可用有齿镊夹于创缘两侧，调整创面，使之轻度外翻（图23-3~图23-5）。

图23-3 垂直进针

图23-4 对侧进针

图23-5 拉直缝合线

拉线打结

◆ 用左手持针，缓慢拉线后，用持针器打结。

◆ 将持针器放在缝线的较长端与结扎物之间，用左手示指推进结头，控制好缝线的松紧度，用长头端缝线环绕持针器一圈后打结；打结的位置不应在创口上（图23-6）。

◆ 将两根线头引向一侧，再按同样方法用持针器反向打第二个结；口腔内缝合为避免滑脱，一般以三重结为宜（图23-7）。

图 23 - 6　示指推进结头

图 23 - 7　重复打结

剪线

◆　打结完成后，术者将双线尾并拢，轻轻提起。

◆　助手用左手托住微微张开的线剪，"顺、滑、斜、剪"，将剪刀近尖端顺着缝线向下滑至线结的上缘，再将剪刀向上倾斜适当的角度，然后将缝线剪断。

◆　口内线头至少余留 5mm 以上（图 23 - 8、图 23 - 9）。

图 23 - 8　线尾并拢提起

图 23 - 9　剪线

追加缝合

◆　在切口中央缝合后，两侧各追加缝合，进针、拉线、打结同前。

◆　缝合时针距与边距对称、均匀（图 23 - 10）。

图 23 - 10　追加缝合

操作后处理

| 器械整理 |

整理操作使用器械，丢弃污物。

| 指导患者 |

告知患者创口防护措施、后期处理计划及拆线时间。

三、注意事项

（1）缝针进入组织的深度两侧应相等。

（2）缝合时进针点距创缘的距离，应与出针点的距离相等。

（3）缝合不宜过紧，以防缝合缘内翻，应使两缘轻度外翻突起。

（4）打结收紧时，两手用力点和结扎点三点应在一条直线上；如果三点连线成一定的夹角，在用力拉紧时，易使结扎点撕脱或线头脱落。在收紧线结时，两手用力要均匀，如果一手紧一手松，则易成滑结而滑脱。

◆ **知识链接**

1. 口腔执业医师实践技能考试第二站考试内容　包含基本操作技术和基本急救技术两大类。其中，口内缝合术作为第一项基本操作技术，注重考查考生对口腔创口缝合处理基本操作技能的掌握情况。注意口内打结一般打三重结为宜。

2. 评分标准（表 23 – 1）

表 23 – 1　口内缝合术评分标准

学生姓名		性别		年龄		班级	
练习项目	项目细化				权重分	评分	备注
体位准备	术者站立位，一手持镊子，另一手持持针器				1		
进针	用镊子夹住一侧皮片的中份拉起（2 分） 在距离切口处 2 ~ 3mm 处垂直进针（2 分） 旋转过针（2 分） 再行另一侧皮片拉起进针，旋转过针（1 分）				7		
拉线打结	用左手持针，缓慢拉线后，用持针器打结（2.5 分） 再手握持针器，用左手示指推进结头，控制好缝线的松紧度，再用持针器反向打结（2.5 分）				5		
追加缝合	在切口中央缝合后，两侧各追加缝合，进针、拉线、打结同上（3 分） 缝合距离对称，均匀（2 分）				5		
剪线	拉紧缝线并剪除，保留线头 5mm				2		
合计					20		

教师签名：_____

◆ 考点提示

　　考查考生对口腔创口缝合处理基本操作技能的掌握情况。注意口内打结一般打三重结为宜。

◆ 思考题

1. 缝合时出现皮肤内卷的主要原因是（　　　）

　　A. 进针过深

　　B. 打结过松

　　C. 组织过少

　　D. 皮肤切口两侧进针间距小于皮下间距

　　E. 皮肤切口两侧进针间距大于皮下间距

正确答案：E

答案解析：皮肤切口两侧进针间距小于皮下间距，呈过度外翻。皮肤切口两侧进针间距大于皮下间距，呈现创缘内卷。

2. 不做初期缝合的创口是（　　　）

    A. 无菌创口　　　　　　　　　B. 污染创口

    C. 感染创口　　　　　　　　　D. 切开拔牙创口

    E. 有组织缺损的无菌创口

正确答案：C

答案解析：受伤后 6~8 小时清创彻底者，宜做一期缝合。二期缝合一般是创伤后，超过允许时间，创面无法完全缝合或者创口感染坏死等原因造成。

实训二十四

交叉十字绷带包扎法

◆ **病例导入**

患者，男性，55 岁。因右侧腮腺区肿物行腮腺浅叶及肿物切除术，术后为止血并减轻水肿，需局部行加压包扎术。

◆ **知识要点**

交叉十字绷带包扎法在颌面外科中应用十分广泛，适用于颌面部和上颈部术后及损伤的创口包扎。包括双侧面部耳前区、耳后区、腮腺区、下颌下区、颏下区及上颈部伤口包扎。此方法固定范围广，加压可靠、牢固，不易滑脱。

◆ **技术操作**

一、学习要点

保护术区和创部，止血并防止或减轻水肿，防止或减轻骨折错位，保温、镇痛，固定敷料。

二、操作规程

（一）简易流程

交叉十字绷带包扎法

（二）分步流程

操作前评估

了解患者意识、伤口情况、是否有脓液渗出。

操作前准备

医师准备

衣帽整洁、仪表端正。

物品准备

三列绷带、纱布、胶布。

操作方法

调整体位

患者坐位，操作者在其右前方站立（图24-1）。

选择绷带

颌面部常用宽8~10cm、长5m左右的绷带（三列绷带）（图24-2）。

图24-1 体位

图24-2 三列绷带

加压

可先在加压区域放置2~3块纱布，形成纱布球。

绷带缠绕

绷带先由额至枕部环绕 2 周（图 24 – 3），反折经一侧耳前腮腺区向下，经颌下、额部至对侧耳后向上，复至同侧耳前（图 24 – 4），绕下颌下及额部至对侧耳前，向上经顶部，向下至同侧耳后，再绕下颌下、额部至对侧耳后（图 24 – 5），如此反复缠绕。

绷带固定

最后如前做由额部至枕部的环绕，以防止绷带滑脱，止端打结或以胶布固定，并对绷带进行整理（图 24 – 6）。

图 24 – 3　由额部至枕部环绕 2 周

图 24 – 4　耳前腮腺区向下，经对侧耳后
复至同侧耳前

图 24 – 5　至对侧耳前经同侧耳后再绕至对侧耳后

图 24 – 6　绷带固定

操作后处理

告知患者注意事项，整理物品。

三、注意事项

（1）无菌创口要严格无菌操作，且所覆盖的无菌纱布应有一定的厚度和一定的大小。感染创口要防止再污染，引流应通畅。

（2）包扎压力应适度。

（3）包扎下颌区及颈部。注意保持呼吸道的通畅，防止压迫喉头和气管影响呼吸；包扎骨折复位后的创口时，应注意恢复咬合关系。

◆ **知识链接**

1. 口腔执业医师实践技能考试第二站考试内容 包含基本操作技术和基本急救技术两大类。其中，交叉十字绷带包扎法作为一项基本操作技术，注重考查考生对口腔颌面外科基本操作技能的掌握情况。

2. 评分标准（表 24 - 1）

表 24 - 1　交叉十字绷带包扎法评分标准

学生姓名			性别		年龄		班级		
练习项目		项目细化					权重分	评分	备注
交叉十字绷带包扎法	体位	患者坐位，操作者在其右前方站立					1		
	绷带选择	颌面部常用宽 8 ~ 10cm、长 5m 左右的绷带（三列绷带）					1		
	加压	先在加压区域放置 2 ~ 3 块纱布，形成纱布球（未放置加压敷料扣 1 分）					1		
	绷带缠绕	环绕头顶两圈→一侧耳前→对侧耳后→同侧耳前→对侧耳前→同侧耳后→对侧耳后→同侧耳前→对侧耳前→同侧耳后→对侧耳后→同侧耳前，反复缠绕					2		
	绷带固定	最后由额部至枕部环绕，以防止绷带滑脱，止端以胶布固定					1		
	效果评价	目标区域：以腮腺区为标准（加压区域移位扣 0.5 分，加压位置不对扣 1 分）					1		
		组织器官保护：双侧耳郭保护（未采取保护措施扣 1 分，采取了措施但效果欠佳扣 0.5 分）					1		
		松紧度：保持呼吸道通畅，防止压迫喉头和气管，并不得影响开口（过紧、过松均不得分）					1		
		美观：绷带包扎均匀，无脱落线头，边缘无毛边（边缘有毛边或脱落线头未去净扣 0.5 分，整体未考虑美观的扣 1 分）					1		
合计							10		

教师签名：_____

◆ **考点提示**

绷带缠绕顺序要正确，加压可靠且注意对耳郭的保护及保持呼吸道通畅，体现爱伤观念。

◆ **思 考 题**

1. 绷带包扎的作用包括(　　)

   A. 保护术区和创部，防止继发感染，避免再度受损

   B. 保温、镇痛、固定敷料　　　　　　C. 止血并防止水肿

   D. 防止或减轻骨折错位　　　　　　　E. 以上都是

   正确答案：E

   答案解析：绷带包扎的作用：①保护术区和创部，防止继发感染，避免再度受损；②止血并防止或减轻水肿；③防止或减轻骨折错位；④保温、镇痛，固定敷料。

2. 患者，女性，45岁。因左侧腮腺肿物局麻下行左侧腮腺浅叶及肿物切除术，术后局部应用绷带加压包扎，最好选用(　　)

   A. 三角带　　　　　B. 四头带　　　　　C. 头颅弹性绷带　　　D. 交叉十字绷带

   E. 单眼交叉绷带

   正确答案：D

   答案解析：颌面部常用绷带类型及应用技术如下。

   （1）交叉十字绷带（也称环绕法）。此法广泛用于颌面部（如耳前区、耳后区、腮腺区、下颌下区、颏下区）和上颈部术后及损伤的包扎固定。缠绕时应注意不要压迫耳根及影响呼吸。该方法固定范围广，加压可靠、牢固，不易滑脱。

   （2）面部绷带（也称单眼交叉绷带）。常用于上颌骨、面、颊部手术后的创口包扎。

   （3）四头带也称四尾带。临床上常用一段绷带，将其两端剪开一定长度，形成4个带头即可。带的长度一般为70cm左右，剪开的长度视需要而定。其用途有以下3点：①包扎鼻部创口；②包扎下颌、颏部创口；③压迫术后创口。

   本题是行左侧腮腺浅叶及肿物切除术后的绷带加压包扎，最好选用交叉十字绷带。

3. 患者行下颌前牙区根尖周囊肿刮治术后，最适合的包扎方法为(　　)

   A. 弹性绷带　　　　B. 三角巾　　　　　C. 四头带　　　　　D. 交叉十字绷带

   E. 单眼交叉绷带

   正确答案：C

答案解析：四头带常用于颌面部小范围术区压迫，又不会明显影响相关功能，也符合头面部形态特点。

4. 关于绷带包扎的注意事项，哪一项是不正确的(　　　)

　　A. 包扎颌下区及颈部时，注意保持呼吸道通畅

　　B. 所施压力适度，组织不因受压过度发生坏死

　　C. 腮腺区包扎不需要压力，避免压迫面神经，造成损伤

　　D. 脓肿切开引流后，要求加压包扎，避免死腔的形成

　　E. 骨折复位的，要先确定无错位再包扎

正确答案：C

答案解析：腮腺区包扎应有一定压力，以免涎瘘发生。

实训二十五

单眼交叉绷带包扎法

◈ 病例导入

患者，男性，45岁。行左侧上颌骨次全切术后，术后为止血并减轻水肿，需局部行加压包扎术。

◈ 知识要点

单眼交叉绷带包扎法在颌面外科中应用十分广泛，常用于半侧头部、眼部、耳部、上颌骨、面颊部手术后的创口包扎。此方法固定范围广，加压可靠、牢固，不易滑脱。

◈ 技术操作

一、学习要点

保护术区和创部，止血并防止或减轻水肿；防止或减轻骨折错位；保温、镇痛；固定敷料。

二、操作规程

（一）简易流程

单眼交叉绷带包扎法

（二）分步流程

📐 操作前评估

了解患者意识、伤口情况、是否有脓液渗出。

📐 操作前准备

医师准备

衣帽整洁、仪表端正。

物品准备

绷带、纱布、胶布。

📐 操作方法

体位

患者取坐位或仰卧位，操作者站立在其右前方（图25-1）。

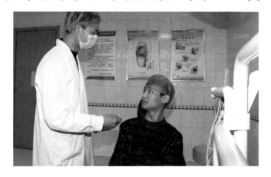

图25-1 体位

选择绷带

颌面部常用宽8~10cm、长5m左右的绷带（三列绷带）。

加压

于鼻根健侧先放置30cm左右、上下斜行的绷带条或纱布条，并在患侧眶周、耳前后垫以纱布卷，以免包扎时绷带压迫眼球或耳郭，出现眼球胀痛和耳痛（图25-2）。

图 25 - 2　加压

绷带缠绕

绷带自额部开始，先绕额枕 2 圈，继而斜经头后绕至患侧耳下并斜行向上经同侧颊部、眶下至鼻背、健侧眶上（图 25 - 3、图 25 - 4）。如此环绕数圈，每圈必须覆盖前一层绷带的 1/3～1/2，直至包妥为止（图 25 - 5）。

图 25 - 3　绕额枕 2 圈

图 25 - 4　斜经头后缠绕

图 25 - 5　每绕一周必须覆盖前一层绷带的 1/3～1/2

绷带固定

用胶布固定，最后将留置的短绷带或纱布条打结收紧，以暴露健眼，对绷带进行整理（图 25 – 6）。

图 25 – 6　绷带整理

操作后处理

告知患者注意事项，整理物品。

三、注意事项

（1）无菌创口要严格无菌操作。所覆盖的无菌纱布应有一定的厚度和一定的大小。感染创口要防止再污染，引流应通畅。

（2）包扎力量应适度。

（3）包扎上颌骨面颊部。注意保持呼吸道通畅，也不影响开口；包扎骨折复位后的创口时，应注意恢复咬合关系。

◆ **知识链接**

1. 口腔执业医师实践技能考试第二站考试内容　含基本操作技术和基本急救技术两大类。其中，单眼交叉绷带包扎法作为一项基本操作技术，注重考查考生应对口腔颌面外科基本操作技能的掌握情况。

2. 评分标准（表 25 – 1）

表 25 – 1 单眼交叉绷带包扎法评分标准

学生姓名		性别		年龄		班级		
练习项目		项目细化				权重分	评分	备注
单眼交叉绷带包扎法	体位	患者坐位，操作者在其右前方站立				1		
	绷带选择	颌面部常用宽 8～10cm、长 5m 左右的绷带（三列绷带）				1		
	加压	于鼻根健侧先放置一截 30cm 左右、上下斜行的绷带条或纱布条，并在患侧眶周、耳前后垫以纱布卷，以免包扎时绷带压迫眼球或耳郭，出现眼球胀痛和耳痛				1		
	绷带缠绕	绷带自额部开始，先绕额枕 2 圈，继而斜经头后绕至患侧耳下并斜行向上经同侧颊部、眶下至鼻背、健侧眶上环绕数圈，每圈必须覆盖前一层绷带的 1/3～1/2，直至包妥为止				2		
	绷带固定	以胶布固定，最后将留置的短绷带或纱布条打结收紧，以暴露健眼，对绷带进行整理				1		
	效果评价	目标区域：加压位置正确（加压区域移位扣 0.5 分，加压位置不对扣 1 分）				1		
		组织器官保护：在患侧眶周、耳前后垫以纱布卷（未采取保护措施扣 1 分，采取了措施但效果欠佳扣 0.5 分）				1		
		松紧度：包扎力应适度，保持呼吸道通畅，不影响开口（过紧、过松均不得分）				1		
		美观：绷带包扎均匀，无脱落线头，边缘无毛边（边缘有毛边或脱落线头未去净扣 0.5 分，整体未考虑美观的扣 1 分）				1		
		10						

教师签名：＿＿＿＿＿＿＿

◆ **考点提示**

绷带缠绕顺序要正确，加压可靠且注意对眼球或耳郭的保护，体现爱伤观念。

◆ **思 考 题**

1. 患者行左上颌骨全切除术和左大腿内侧取皮 – 植皮术，术后短期面部包扎应采用的绷带为（　　）

A. 三角带 　　　　　　　　　　　　B. 四头带

C. 头颅弹性绷带 　　　　　　　　　D. 交叉十字绷带

E. 单眼交叉绷带

正确答案：E

答案解析：单眼交叉绷带包扎常用于半侧头部、眼部、耳部、上颌骨、面颊部手术后的创口包扎。

2. 下列关于单眼交叉绷带包扎法的说法不正确的是（　　　）

A. 单眼交叉绷带包扎在颌面外科中应用十分广泛，双侧面部耳前区、耳后区、腮腺区、下颌下区及颏下区伤口包扎常见

B. 绷带缠绕时自额部开始，先绕额枕2圈，继而斜经头后绕至患侧耳下并斜行向上经同侧颊部、眶下至鼻背、健侧眶上

C. 绷带重复环绕时，每圈必须覆盖前一层绷带的1/3～1/2，直至包妥为止

D. 包扎时应形成压力，力量越大越好

E. 以上说法均不正确

正确答案：D

答案解析：单眼交叉绷带包扎时力量应适度，需保持呼吸道通畅，不影响开口。

实训二十六

牙槽脓肿切开引流术

◈ 病例导入

患者，女性，25 岁。左侧上颌第一磨牙根尖周炎，前庭沟饱满，为缓解疼痛，使脓液迅速排出体外，需行切开引流术。

◈ 知识要点

牙槽脓肿切开引流术是使急性根尖周炎、骨膜下脓肿或黏膜下脓肿产生的脓液和腐败坏死物迅速排出体外，减轻局部疼痛、肿胀及张力的牙科手术。此引流术的目的是抗感染、解毒及预防感染扩散。

◈ 技术操作

一、学习要点

切开的部位、切口的方向及引流条放置的要求。

二、操作规程

（一）简易流程

（二）分步流程

◤ 操作前评估

◆ 评判指征。检查患者口腔，明确患牙和牙槽脓肿部位，检查搏动性跳痛位置、是否有明显炎性肿胀、黏膜紧张、发红；触诊是否有明显压痛点、波动感，是否有凹陷性水肿。

◆ 确定操作范围。

◤ 操作前准备

医师准备

洗手，戴口罩、帽子。

物品准备

消毒药品、麻醉药、尖刀片、血管钳、引流片。

◤ 操作方法

调整体位

调整患者椅位，患者张口，下颌𬌗面与地面平行；下颌与术者肘关节在同一高度或下颌更低。

局部麻醉

◆ 常规消毒。1%碘酊对切开部位进行消毒（图26-1）。

图26-1　消毒

◆ 采用阻滞麻醉或表面麻醉。于脓肿周围予1%利多卡因局部浸润麻醉，麻醉时进针方向由周围正常组织向脓肿方向进针，脓肿如已形成脓头，即将破溃，可以用2%丁卡因进行表面麻醉。

切开、冲洗

◆ 切开部位。于前庭沟、波动最明显、脓肿膨隆最低处切开（图26-2）。

图26-2 切开

◆ 切口方向。与前庭沟平行。

◆ 具体操作。用尖刀片切开脓肿直达骨面，用血管钳进行钝性分离扩大（图26-3），注意勿伤及神经和血管；用生理盐水和3%过氧化氢溶液交替冲洗（图26-4）。

图26-3 钝性分离

图26-4 冲洗

建立引流

◆ 放置部位。脓腔底部、切口最低处（图26-5）。

图 26 - 5　放置引流条

◈　放置物。碘仿纱条或橡皮片。

◈　具体操作。用镊子或血管钳将碘仿纱条或橡皮片置入脓腔内，留置约 0.5cm 引流条末端在引流口外（图 26 - 6）。要求将引流条一次置入脓腔底部，切忌反复进入，以免堵塞引流口，致引流不畅。

图 26 - 6　留置引流条

操作后处理

整理器械

整理操作使用器械，丢弃污物。

术后医嘱

告知患者伤口防护措施及用药，后期处理计划及拔除引流条时间。

三、注意事项

牙槽脓肿切开引流术的操作应严格遵守无菌操作原则及一般脓肿切开引流术的原则和要求。

◆ 知识链接

1. 口腔执业医师实践技能考试第二站考试内容 含基本操作技术和基本急救技术两大类。其中，牙槽脓肿切开引流术作为一项基本操作技术，注重考查考生对牙槽脓肿切开引流术基本操作技能的掌握情况。

2. 评分标准（表26-1）

表26-1 牙槽脓肿切开引流术评分标准

学生姓名			性别		年龄		班级		
练习项目		项目细化					权重分	评分	备注
牙槽脓肿切开引流术	体位	患者张口，下颌牙合平面与地面平行；患者下颌与术者肘关节在同一高度或下颌更低					1		
	局部麻醉	常规消毒：1%碘酊进行切开部位的消毒					1		
		于脓肿周围予1%利多卡因局部浸润麻醉，麻醉时由周围正常组织向脓肿方向进针，脓肿如已形成脓头，即将破溃，可以用2%丁卡因进行表面麻醉					1		
	切开冲洗	切开部位：于前庭沟、波动最明显、脓肿膨隆最低处切开					2		
		切口方向：与前庭沟平行					1		
		具体操作：用尖刀片切开脓肿直达骨面，用血管钳进行钝性分离扩大，注意勿伤及神经和血管；用生理盐水和3%过氧化氢溶液交替冲洗					1		
	建立引流	脓腔内留置橡皮引流条，引流条末端少许露在脓腔外（未置引流条扣2分，引流条末端未外露扣1分）					2		
	操作动作	操作过程中动作轻柔，避免患者不适（动作粗暴扣1分）					1		
合计							10		

教师签名：＿＿＿＿＿

◆ 考点提示

严格遵守无菌原则，操作前需消毒；注意切口位置，应选择脓肿最低处；操作动作要轻柔，体现爱伤观念。

◆ 思考题

1. 患者，女性，26岁。右上后牙龈肿痛1周，口服抗炎药治疗无效。右上第一磨牙牙体颊侧牙周脓肿形成，叩痛（＋），冷测反应同对照牙，牙周袋8mm，应急处理应

为（　　）

A. 局部麻醉下开髓　　　　　　　　　B. 龈上洁治

C. 龈下刮治　　　　　　　　　　　　D. 脓肿切开引流

E. 全身药物治疗

正确答案：D

答案解析：该题所考知识点是牙周脓肿的急性期处理。从题干中可看到，患者表现为牙周脓肿，且已有 1 周时间，但病变局限，此时的脓肿应已有较多脓液，处理原则应是引流，答案 D 是符合治疗原则的方法，由于病变局限，不需要全身药物治疗，因此，可排除答案 E，由于是牙周脓肿，答案 A 显然错误，其他备选答案方法不适宜在急性期进行，可排除。

2. 关于脓肿切开引流的注意事项中，错误的是（　　）

A. 颜面部切口应尽量顺皮纹切开　　　B. 尽可能选择口外切口

C. 切口位置应尽可能在脓腔的重力低位　　D. 手术操作应轻柔准确

E. 以能保证引流通畅为准则

正确答案：B

答案解析：为了美观考虑，一般建议选择口内切口。

3. 患者，女性，30 岁。因牙源性感染导致颊间隙脓肿形成，拟行切开引流术，方法是（　　）

A. 颊部下颌前庭沟之上水平切口　　　B. 腮腺导管口下垂直切口

C. 颊部上颌前庭沟下水平切口　　　　D. 口腔前庭，下颌龈颊沟之上切开

E. 上颌前庭沟之下垂直切口

正确答案：D

答案解析：脓肿形成后，按脓肿的部位决定由口内或口外切开引流。口内切口应位于脓肿低位，即口腔前庭、下颌龈颊沟之上切开，颊部皮下脓肿可在脓肿浅表皮肤皱褶线切开，广泛间隙感染可在下颌骨下缘 1～2cm 处做平行于下颌骨下缘的切口，答案 D 正确。故此题选 D。

实训二十七

牙列印模制取技术

◆ **病例导入**

患者，男性，40 岁。因右上颌中切牙牙体缺损，拟行全瓷冠修复，已完成牙体预备，现需制取上下颌牙列印模。

◆ **知识要点**

印模是用可塑性印模材料取得的口腔牙列的印模记录，由印模形成的模型是制作修复体的基础和依据。印模制取的准确与否，直接关系到修复体的质量。因此，牙列印模制取技术是口腔专业基本功之一。

◆ **技术操作**

一、学习要点

制取清晰、完整的上下牙列印模。

二、操作规程

（一）简易流程

（二）分步流程

术前准备

体位及医嘱

调整椅位，头托支持、固定患者头部。取上颌印模时，患者应坐直，头稍后仰，医师的肘部自然下垂时与患者的上颌相平或略低，医师在右后位。取下颌印模时，患者头位稍前倾，使下颌牙合平面与地面近于平行，医师肘部自然下垂时上臂中份与患者的下颌相平，医师一般位于患者的右前方或右后方（图27-1）。嘱患者放松配合，取上颌印模时嘱患者深呼吸，防止恶心；取下颌印模时嘱患者配合做舌运动。

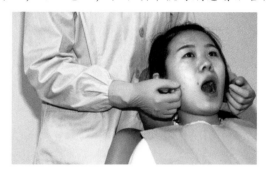

图 27-1 调整体位

托盘选择

托盘是用以放置印模材料，直接放入患者口内采取印模的工具。取印模前，应按患者牙弓大小、形状、高低和印模材料的不同，选择合适的托盘。如无合适的成品托盘可选，则需要为患者专门制作个别托盘。成品托盘有各种大小、形状和深浅，但选择时要尽量与牙弓协调一致。托盘与牙弓内外侧应有3~4mm间隙，以容纳印模材料。其翼缘不宜过长，不应妨碍唇、颊和舌的活动，在其唇、颊系带部位也应有相应的切迹。上颌托盘后缘应盖过上颌结节和颤动线，下颌托盘后缘应盖过磨牙后垫区。如果成品托盘某个部位与口腔情况不太适合，可以用技工钳调改，或用蜡、印模膏加添托盘边缘长度，必要时还可用自凝树脂或光固化树脂制作适合患者口腔的个别托盘。托盘应有孔或边缘有倒凹，或在托盘边缘绕贴一条胶布，以使印模材料不易脱离托盘。如用印模膏取印模，应选用光滑无孔、无倒凹的托盘，以便印模完成后印模膏与托盘容易分离。

◥ 操作方法

托盘就位

左手牵拉口角，右手将盛有印模材料托盘旋转放入患者口内，托盘柄应对准中线；就位时要使后部先就位，前部后就位（图27-2）。

图27-2　中线对齐

肌功能整塑

托盘就位后在印模材料凝固前，进行适当的唇、颊、舌的肌功能整塑（图27-3）。颊部肌功能整塑为一手固定托盘，一手牵拉颊部向上向前（下颌）或向下向前（上颌）运动。唇部肌功能整塑为双手中指固定托盘，拇指和示指牵拉下唇向上或上唇向下运动。舌的肌功能整塑为嘱患者舌上抬、前伸、左右摆动。

图27-3　肌功能整塑

稳定

双手示指压在托盘前磨牙位置保持稳定直至印模材料完全凝固。

| 取出印模 |

待印模材料凝固后，先将唇颊黏膜与印模边缘脱开，然后轻轻取出印模，印模由口内取出时一般要先取后部，再沿前牙长轴方向取下印模。操作过程中动作轻柔，避免患者不适。

| 检查印模 |

取出后检查印模完整性，边缘伸展是否合适，印模表面是否清晰、无气泡；印模有无脱模变形现象（图 27 - 4）。

图 27 - 4　检查印模

三、注意事项

（1）进行椅位灯光的调整。取上、下印模时应根据要求调整椅背倾斜方向和高低，以能使患者放松且医师操作方便为原则调整椅位。

（2）遵循无菌原则。洗手、戴手套，顺序不能改变。

（3）在选择托盘时，应根据牙弓大小、高低、印模材料种类等选择合适托盘，并在口腔进行比试。

（4）制取印模前嘱患者放松，告知如何配合。

（5）应在保持托盘稳定的基础上做肌功能整塑，用力不能过度。

（6）取出印模时检查有无气泡、变形、脱模，印模表面是否光滑，工作区是否清晰等。

（7）制取印模完成后应清洁患者口腔和面部残留印模材料，整理工作台面。

知识链接

1. 口腔执业医师实践技能考试第二站考试内容 考试过程中注重考查考生无菌观念、爱伤意识、器械的正确使用和医患体位。牙列印模制取技术是基本操作技术项目的其中一项，为第二站选考项目。

2. 评分标准（表 27 - 1）

表 27 - 1 牙列印模制取技术评分标准

学生姓名		性别		年龄		班级		
练习项目	项目细化					权重分	评分	备注
牙列印模制取技术	体位医嘱	调整椅位，头托支持、固定患者头部，取上（下）颌印模时，使上（下）颌牙弓𬌗平面与地面平行（1.5分）。取上颌印模时，患者的上颌与医师的肘部相平或稍高，医师在右后位；取下颌印模时，医师上臂中份与患者的下颌大致相平，医师在右前位（1.5分）医嘱：嘱患者放松配合（0.5分），取上颌印模时嘱患者深呼吸，防止恶心；取下颌印模时嘱患者配合做舌运动（0.5分）				4		
	托盘选择	大小选择：要求托盘边缘距黏膜转折处约2mm，不妨碍唇、颊、舌的活动（1分）；托盘与牙内外侧间有3～4mm间隙，足以容纳印模材料（1分）；托盘适合牙弓弧度（1分）口内比试：将选择的成品托盘放入患者口内，检查大小是否与患者的牙弓长、宽合适，如不合适可进行适当修改（2分）				5		
	托盘就位	左手牵开一侧口角，右手将托盘用旋转方式放入口内就位				2		
	肌功能整塑	在印模材料硬固前，进行适当的唇、颊、舌的肌功能整塑				2		
	稳定	保持托盘稳定至印模材料完全硬固				1		
	取出印模	待印模材料凝固后，先将唇颊黏膜与印模边缘脱开，然后轻轻取出印模，印模由口内取出时一般要先取后部，再沿前牙长轴方向取下印模				1		
	检查印模	牙列印模完整（1分）边缘伸展适度，系带切迹清楚（1分）印模清晰，无气泡（1分）无脱模、无变形（1分）				4		
	爱伤意识	操作过程中动作轻柔，避免患者不适				1		
	合计					20		

教师签名：_____

◈ **考点提示**

　　医嘱明确、表达到位；托盘选择大小要合适；托盘就位时注意采用正确的手法，避免过多的印模材料流到咽部，引起患者恶心；取出印模时避免暴力，过度翘动托盘。

◈ **思考题**

1. 下列关于托盘选择不正确的是（　　）

　　A. 取印模前，应按患者牙弓大小、形状、高低和印模材料的不同选择合适的托盘

　　B. 托盘与牙弓内外侧应有 3~4mm 间隙，以容纳印模材料

　　C. 托盘应有孔或边缘有倒凹，这样可使印模材料不易脱离托盘

　　D. 上颌托盘后缘不应盖过上颌结节和颤动线，下颌托盘后缘到达磨牙后垫前部

　　E. 如无合适的成品托盘可选，则需要为患者专门制作个别托盘

正确答案：D

答案解析：上颌托盘后缘应盖过上颌结节和颤动线，下颌托盘后缘到达磨牙后垫区。

2. 下列关于印模制取正确的是（　　）

　　A. 取上颌印模时医师可位于患者右前方或右后方

　　B. 调拌材料时手法和速度要正确，有排气泡的动作

　　C. 取出印模时沿牙长轴方向取出

　　D. 取出印模后无须清理，直接灌注模型

　　E. 以上说法均不正确

正确答案：C

答案解析：取上颌印模时医师应位于患者右后方；调拌材料时手法和速度要正确，不用排气泡；取出印模时沿牙长轴方向取出；取出印模后应检查有无气泡、变形、脱模，印模表面是否光滑，工作区是否清晰等，清理后再灌注模型。

实训二十八

后牙铸造全冠牙体预备

◆ **病例导入**

患者，男性，55岁。右下颌第二磨牙慢性牙髓炎，对其行根管治疗术。临床牙冠高度约3mm。根管治疗术后对其进行铸造金属全冠牙体预备。

◆ **知识要点**

后牙铸造全冠牙体预备是口腔修复诊疗中的一项常用基本技术，随着材料的发展和技术的进步，铸造全冠逐渐被取代，但铸造全冠牙体预备作为牙体预备过程中的基本技能，需要得到大家的重视。

◆ **技术操作**

一、学习要点

通过对铸造全冠牙体预备的操作，掌握牙体预备的基本技能。

二、操作规程

（一）简易流程

（二）分步流程

操作前评估

根据牙体位置、咬合关系及对殆牙情况，与患者沟通并确定适应证。

操作前准备

医师准备

衣帽整洁、修剪指甲、仪表符合要求。

物品准备

高速涡轮手机、各类金刚砂车针、检查盘四件套、蜡片、咬合纸。

操作方法

体位与准备

◆ 洗手，戴口罩、戴手套。

◆ 预备下颌后牙时，下颌牙列殆平面与水平面成 0°～45°，术者位于患者头部的右前方或右后方。

◆ 预备上颌后牙时，上颌牙列殆平面与水平面垂直，术者位于患者头部右后方。调节椅位高度，使患者头部略高于术者肘部。

麻醉

如为活髓牙，采用阻滞、浸润或牙周膜麻醉方式。

握持方式及支点

◆ 握笔式持高速涡轮手机。

◆ 支点。环指或中指轻轻靠在口腔或颌面硬组织上。

牙体预备

◆ 殆面预备。①用球钻或柱状的金刚砂车针在牙体殆面中央窝磨出几个深 1.0mm 的定深窝，形成引导沟，以沟为参照，对殆面均匀磨切（图 28－1）；②可用软蜡片或用咬合纸检查磨除空间；③轴面与殆面交界处应磨圆钝（图 28－2）。

图28-1 预备殆面引导沟

图28-2 殆面预备后保持外形

◆ 颊舌面预备。①用金刚砂车针制备颊舌侧轴面近中、中央和远中3个引导沟（图28-3）；②磨除引导沟间牙体组织。从颊舌面的外形最凸点到龈缘处消除倒凹，使牙冠最大周径降到牙颈部，并使两轴壁向殆端的聚合度为2°~5°；③在龈上0.5mm形成宽0.5mm的连续圆形肩台（图28-4）。

图28-3 颊舌侧引导沟预备

图28-4 颊舌面预备后

◆ 邻面预备。①先用柱形金刚砂车针将轴面角处制备出足够间隙，保证全冠颊舌外展隙外形；②用较细的金刚砂车针沿患牙邻面与牙冠长轴方向颊舌向磨切，直至消除邻面倒凹并制备出足够的间隙，形成2°~5°向聚合度（图28-5）；③形成与颊舌面边缘连续的圆形龈肩台（龈上0.5mm、宽0.5mm）（图28-6）。

图28-5 磨切邻面牙体

图28-6 邻面预备后

◆ 颈部肩台。用柱形金刚砂车针沿牙颈部均匀磨除，非贵金属铸造全冠颈部肩台宽度通常为 0.5~0.8mm，贵金属冠的颈部肩台宽度通常为 0.35~0.5mm（图 28-7）。

图 28-7　颈部肩台修整

◆ 辅助固位形。在磨牙牙冠高度不够或牙冠呈圆锥形，难以获得足够的固位时，应采用辅助固位形以增强固位。

◆ 精修完成。①修整预备体𬌗面和轴面，使预备面平整、光滑、连续，保持𬌗面形态，降低锐利牙尖，圆钝𬌗轴线角；②用较细的金刚砂车针沿患牙各面磨切，使轴壁无倒凹，聚合度一致，颊舌面与邻面轴角圆滑，边缘肩台连续，肩台宽度、高度一致；③使用咬合纸或者烤软的蜡片进行咬合检查，保证𬌗面有 1mm 的修复间隙（图 28-8）。

图 28-8　精修完成

⬛ 操作后处理

▎器械整理 ▎

整理操作使用器械，丢弃污物。

指导患者

告知患者患牙防护措施，后期处理计划及拆线时间。

三、注意事项

（1）预备时，支点要稳，间断磨除，喷水冷却。

（2）在正中𬌗、前伸𬌗及侧方𬌗时均应有足够间隙。

（3）𬌗面在 3 个不同𬌗位上的𬌗面间隙及基本外形；轴壁有无倒凹；邻面及颊舌面𬌗向聚合度；颈部预备的宽度、均匀性、平滑度以及颈缘线的连续性；各个轴面角、边缘嵴是否圆滑。

（4）聚合度超过 30°或呈明显锥形的牙体预备，则预备结果为"0"分。

（5）如损伤邻牙邻面超过 1mm，则预备结果为"0"分。

（6）在全冠牙体预备时注意规范操作，𬌗面预备应首先制备定深沟，轴面预备应首先制备引导沟。

◆ 知识链接

1. 口腔执业医师实践技能考试第二站考试内容　包含基本操作技术和基本急救技术两大类内容。其中，后牙铸造全冠牙体预备作为一项基本操作技术，注重考查考生对牙体预备基本操作技能的掌握情况。

2. 评分标准（表 28 – 1）

表 28 – 1　后牙铸造全冠牙体预备评分标准

学生姓名		性别		年龄		班级		
练习项目	项目细化					权重分	评分	备注
体位准备	预备上颌牙体位；预备下颌牙体位					1		
麻醉	如为活髓牙，采用阻滞、浸润或牙周膜麻醉方式					2		
握持方式及支点	（1）握笔式持高速涡轮手机（1分）（2）支点：环指或中指轻轻靠在口腔或颌面硬组织上（1分）					2		
牙体预备	𬌗面预备（3分）；颊舌面预备（3分）；邻面预备（3分）；颈部肩台（3分）；辅助固位形（1分）；精修完成（2分）					15		
合计						20		

教师签名：＿＿＿＿＿

◈ **考点提示**

后牙铸造全冠牙体预备的步骤和牙体预备过程的注意事项。

◈ **思考题**

1. 铸造全冠牙体预备时，轴壁正常聚合度及颈部肩台宽度的要求分别为(   )

   A. 0°；无肩台   B. 2°~5°；0.5~0.8mm 肩台

   C. 2°~5°；0.8~1.5mm 肩台   D. 6°~10°；0.8~1.5mm 肩台

   E. 6°~10°；1.5~2.0mm 肩台

   正确答案：B

   答案解析：铸造全冠牙体预备时，预备分两阶段进行，先从颊舌面外形最高点到龈缘处消除倒凹，再从外形高点处到𬌗缘，为修复体预备出足够的间隙，保持牙冠的正常外形及咬合运动所需要的间隙，轴壁正常聚合度一般为 2°~5°。

2. 金属全冠戴用 2 天后，咀嚼时修复牙出现咬合痛，检查有明显叩痛，其原因为(   )

   A. 牙髓炎   B. 牙周炎

   C. 咬合时有早接触点   D. 牙龈炎

   E. 接触点过松

   正确答案：C

   答案解析：咬合时有早接触，会使该牙承受较大的咬合力，形成𬌗创伤，因此，会有咬合痛、叩痛。咬合痛是症状，即患者自己的感觉，叩痛是体征，即医师检查得到的结果。

3. 通常后牙铸造金属全冠龈边缘的最佳选择是(   )

   A. 龈上凹槽形边缘   B. 龈下肩台边缘

   C. 龈上肩台边缘   D. 龈下凹槽形边缘

   E. 平龈肩台边缘

   正确答案：A

   答案解析：90°肩台用于 PFM 冠，切割牙体组织较多，密合度较差。135°肩台易于保护牙髓，提高密合程度，现多用于 PFM 冠。带斜坡肩台主要用于 PFM 冠。凹形肩台常用于金属全冠，有特定的外形线保存牙体组织及其完整性。带斜坡的凹形肩台多用于全瓷冠。羽状肩台多用于金属全冠或金沉积烤瓷冠，切割牙体组织最少。

4. 牙冠修复体的邻面与邻牙紧密接触的目的不是为了(   )

▼

A. 防止食物嵌塞

B. 维持牙位、牙弓形态的稳定

C. 与邻牙相互支持、分散耠力

D. 保持每个牙各区的生理运动

E. 防止对耠牙伸长

正确答案：E

答案解析：牙冠修复体的邻面与邻牙紧密接触的目的是防止食物嵌塞，维持牙位、牙弓形态的稳定，保持每个牙各区的生理运动，与邻牙相互支持并分散耠力，不能防止对耠牙伸长。

◈ 病例导入

患者，女性，45 岁。主诉右下后牙龋坏多年，多年前做过简单治疗，近来食物嵌塞严重。右下颌第一恒磨牙远中殆面龋洞，无其他不适，行嵌体修复。

◈ 知识要点

邻殆面嵌体在临床较为常见，应用也很广泛，多用于后牙 1 个或 2 个牙面缺损、后牙邻面缺损、涉及边缘嵴的缺损或用于单面嵌体固位不足者。后牙邻牙殆面嵌体包括近中殆、远中殆、颊殆、舌殆嵌体等。

◈ 技术操作

一、学习要点

通过对后牙邻殆嵌体预备的操作，掌握牙体各类嵌体预备的基本技能。

二、操作规程

（一）简易流程

（二）分步流程

操作前评估

根据牙体位置、咬合关系及对𬌗牙情况，与患者沟通并选择嵌体类型。

操作前准备

医师准备

衣帽整洁、修剪指甲、仪表符合要求。

物品准备

高速涡轮手机、各类金刚砂车针、检查盘四件套、蜡片、咬合纸。

操作方法

体位与准备

◆ 洗手，戴口罩、戴手套。

◆ 预备下颌后牙时，下颌牙列𬌗平面与水平面成0°~45°，术者位于患者头部的右前方或右后方。

◆ 预备上颌后牙时，上颌牙列𬌗平面与水平面垂直，术者位于患者头部右后方。调节椅位高度，使患者头部略高于术者肘部。

麻醉

如为活髓牙，采用阻滞、浸润或牙周膜麻醉方式。

握持方式及支点

◆ 握笔式持高速涡轮手机。

◆ 支点。环指或中指轻轻靠在口腔或颌面硬组织上。

牙体预备

◆ 𬌗面预备。①先用球钻寻入口，再用裂钻将窝洞钻入一定深度（图29-1），去除腐质并扩大洞形，形成鸠尾的基本外形，窝洞洞底修平整，洞壁无倒凹或适当外展2°～5°（图29－2）；②鸠尾峡部的宽度一般不大于𬌗面颊舌径的1/2，深度不超过3mm。

图29－1　预备𬌗面引导沟

图29－2　𬌗面预备后保持外形

◆　邻面预备。①用金刚砂车针由𬌗面向邻面扩展，使颊、舌的洞缘位于外展隙内，颊、舌壁略外敞；②修整颊、舌壁向𬌗方外展6°；③制备龈阶，使其位于釉牙骨质界𬌗方1mm左右，宽度1mm。

◆　洞斜面预备。去除洞缘无基釉，制备出45°、宽约1.5mm的洞斜面。注意瓷嵌体不需要制备洞斜面。

◆　洞形修整。用专用的抛光裂钻依次修整各壁，要求底平，点线角清晰圆钝，洞缘线圆缓，洞壁光滑无倒凹，轴壁平行或适当外展2°～5°，洞缘有洞斜面，可适当利用辅助固位形。

 操作后处理

| 器械整理 |

整理操作使用器械，丢弃污物。

| 指导患者 |

告知患者患牙防护措施，后期处理计划及拆线时间。

三、注意事项

（1）预备时，支点要稳，间断磨除，喷水冷却。

（2）应有足够洞形深度和固位形、抗力形。

（3）底平、壁直、点线角清晰圆钝，洞缘线圆缓。

◆ **知识链接**

1. 口腔执业医师实践技能考试第二站考试内容 包含基本操作技术和基本急救技术两大类内容。其中，后牙邻𬌗嵌体预备作为一项基本操作技术，注重考查考生对牙体预备基本操作技能的掌握情况。

2. 评分标准（表 29 - 1）

表 29 - 1 后牙邻𬌗嵌体预备评分标准

学生姓名		性别		年龄		班级		
练习项目	项目细化					权重分	评分	备注
体位准备	预备下颌后牙体位；预备上颌后牙体位					2		
麻醉	如为活髓牙，采用阻滞、浸润或牙周膜麻醉方式					1		
握持方式及支点	（1）握笔式持高速涡轮手机（1分） （2）支点：环指或中指轻轻靠在口腔或颌面硬组织上（1分）					2		
练习项目	项目细化					权重分	评分	备注
牙体预备	（1）𬌗面预备。鸠尾峡部位于邻缺损侧颊、舌尖之间；宽度为颊舌尖宽度的 1/2～2/3，小于邻面洞宽，小于膨大部洞宽；膨大部位于中央窝，颊、舌侧对称膨出；小于邻面洞宽；深度2mm（5分） （2）邻面预备。颊、舌洞缘位于外展隙内，颊、舌壁略外敞，颊舌壁向𬌗方外展6°；龈阶位于釉牙骨质界𬌗方1mm左右（3分），龈阶宽度1mm（2分） （3）洞斜面预备。去除洞缘无基釉，制备出45°、宽约1.5mm的洞斜面。注意瓷嵌体不需要制备洞斜面（3分） （4）洞形修整。用专用的抛光裂钻依次修整各壁，要求底平、点线角清晰圆钝、洞缘线圆缓、洞壁光滑无倒凹、轴壁平行或适当外展2°～5°，洞缘有洞斜面，可适当利用辅助固位形（2分）					15		
合计						20		

教师签名：_____

◆ **考点提示**

后牙邻𬌗嵌体预备步骤和牙体预备过程的注意事项。

◆ **思 考 题**

1. 关于嵌体洞斜面的描述中错误的是(   )

   A. 增加密合度   B. 位于牙本质内

   C. 防止粘接剂被唾液溶解   D. 去除洞缘无基釉

   E. 呈 45°

   正确答案：B

   答案解析：洞缘有斜面，一般在洞缘牙釉质内预备出 45°斜面，斜面宽度约 1.5mm，并可根据𬌗面情况对斜面深度和角度进行适当调整。

2. 与银汞合金充填相比铸造嵌体的优点是(   )

   A. 机械性能优良   B. 固位好

   C. 边缘线短   D. 牙体切割少

   E. 制作方便

   正确答案：A

   答案解析：银汞合金可以直接充填，铸造嵌体要牙体制备，印模制取，再制作嵌体，最后才能粘固，两者相比较银汞合金充填更方便。嵌体的优点是机械性能优良。制作方面，银汞合金要比嵌体简单得多。

3. 嵌体洞壁必须有牙本质支持，其目的是(   )

   A. 增加固位力   B. 防龋   C. 增加摩擦力   D. 增加抗力

   E. 增加覆盖面积

   正确答案：D

   答案解析：牙本质支持主要是有厚度的保证，牙体组织多，能够抵抗较大的咬合压力，因此，对于牙本质支持的要求，主要是满足抗力形上的要求。

参考文献

［1］医师资格考试指导用书专家编写组. 国家医师资格考试实践技能应试指南［M］. 北京：人民卫生出版社，2016.

［2］李华，赵树娟. 口腔医师实践技能应试评分指南［M］. 上海：第二军医大学出版社，2015.

［3］赵依民，陈吉华. 口腔修复学［M］. 7 版. 北京：人民卫生出版社，2012.

［4］张志愿，俞光岩. 口腔颌面外科学［M］. 7 版. 北京：人民卫生出版社，2012.

［5］樊明文，周学东. 牙体牙髓病学［M］. 4 版. 北京：人民卫生出版社，2012.

［6］孟焕新. 牙周病学［M］. 4 版. 北京：人民卫生出版社，2012.

［7］胡德渝. 口腔预防医学［M］. 6 版. 北京：人民卫生出版社，2012.

［8］易新竹. 牙𬌗学［M］. 3 版. 北京：人民卫生出版社，2012.

［9］姚江武，麻健丰. 口腔修复学［M］. 3 版. 北京：人民卫生出版社，2014.

［10］顾长明，杨家瑞. 口腔内科学［M］. 3 版. 北京：人民卫生出版社，2014.

［11］胡砚平，万前程. 口腔颌面外科学［M］. 3 版. 北京：人民卫生出版社，2014.

［12］李月，吕俊峰. 口腔预防医学［M］. 3 版. 北京：人民卫生出版社，2014.